A Series of Studies
on the Treatment
of Diabetes

————

李强翔　主编

糖尿病治疗系列研究

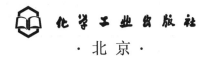

化学工业出版社

·北京·

## 内容简介

本书通过细胞培养、动物模型实验及分子生物学手段，探索了化学药物（氨基胍和维生素C）、脂联素重组腺相关病毒载体（rAAV2/1-Acrp30）转基因治疗及中医药干预（铁皮石斛）对糖尿病及血管并发症的治疗作用，并针对糖尿病健康教育，开展相关伦理学问题研究。

本书适合内分泌科医师、从事糖尿病药物研发的科研人员阅读，也可作为医学院校师生的参考书。

**图书在版编目（CIP）数据**

糖尿病治疗系列研究／李强翔主编. -- 北京：化学工业出版社，2023. 12
ISBN 978-7-122-45003-6

Ⅰ. ①糖… Ⅱ. ①李… Ⅲ. ①糖尿病-治疗 Ⅳ.
①R587.1

中国国家版本馆 CIP 数据核字（2023）第 239072 号

责任编辑：张　蕾　　　　　　　装帧设计：史利平
责任校对：王鹏飞

出版发行：化学工业出版社
　　　　　（北京市东城区青年湖南街 13 号　邮政编码 100011）
印　　装：北京盛通数码印刷有限公司
710mm×1000mm　1/16　印张 12　字数 180 千字
2025 年 2 月北京第 1 版第 1 次印刷

购书咨询：010-64518888　　　　　售后服务：010-64518899
网　　址：http://www.cip.com.cn
凡购买本书，如有缺损质量问题，本社销售中心负责调换。

定　　价：78.00 元　　　　　　　版权所有　违者必究

# 编写人员名单

**主　编**　李强翔

**副主编**　马晓莉　王　华　刘亚贤　李爱峰
　　　　　李雅嘉　黄燕飞　吴　源　晏晓莉
　　　　　贾丽敏　曹子秦

**编　者**　DIARRA BOUBACAR
　　　　　马里共和国国家药用植物及传统医药研究院
　　　　　丁红英　宁夏回族自治区人民医院
　　　　　马晓莉　宁夏回族自治区人民医院
　　　　　王　华　中南大学湘雅医院
　　　　　王欣荣　宁夏回族自治区人民医院
　　　　　王治兵　贺兰县人民医院
　　　　　王梦婕　湖南省人民医院
　　　　　王梓旭　衡阳市中医医院
　　　　　方　芳　宁夏回族自治区人民医院
　　　　　邓晓利　湖南电子科技职业学院
　　　　　石梅兰　娄底市中心医院
　　　　　朱忠健　湖南师范大学
　　　　　刘亚贤　宁夏回族自治区人民医院
　　　　　刘　萌　湖南省人民医院

刘　蕾　娄底市中心医院

刘燕妮　娄底市第二人民医院

李　三　湖南省人民医院

李永贵　娄底市第一人民医院

李沅容　宁夏回族自治区人民医院

李　林　宁夏回族自治区人民医院

李　果　湘潭市中心医院

李爱峰　中国中医科学院西苑医院

李雅嘉　中南大学湘雅医院

李强翔　湖南省老年医学研究所

李群辉　娄底市第三人民医院

李治球　湖南省人民医院

李　婷　湖南省人民医院

杨　甜　湖南省人民医院

肖　赫　株洲市中心医院

吴方圆　宁夏医科大学

吴志训　湖南省人民医院

吴　源　宁夏回族自治区人民医院

张　颖　深圳市第三人民医院

陈小元　湖南省人民医院

陈　凯　湖南省人民医院

陈　健　湖南省人民医院

陈　晶　娄底市中心医院

易灿红　湖南省人民医院

罗新伟　湖南省人民医院

周　卓　湖南省人民医院

周　洪　湖南省人民医院

贾丽敏　宁夏回族自治区人民医院

晏晓莉　宁夏回族自治区人民医院

黄凌云　湖南省人民医院

黄燕飞　宁夏回族自治区人民医院

曹子秦　中南大学湘雅医院

梁海艳　宁夏医科大学总医院

曾小燕　中南大学湘雅医院

曾茶玲　娄底市人民医院

谢春燕　安化县人民医院

樊　亮　娄底市第二人民医院

潘冰洁　湖南省脑科医院（湖南省第二人民医院）

薛　帆　湖南省康复医院

# 序　言

随着我国人口老龄化的加剧及人民生活方式的改变，糖尿病及其并发症已成为继肿瘤、心血管疾病之后第三大严重威胁人类健康的慢性非传染性疾病。现代医学认为糖尿病是一种由遗传决定的慢性内分泌代谢紊乱性疾病，与饮食、生活方式等生活习惯也是息息相关的。随着人们生活水平的不断提高，糖尿病的患病率在逐年增高。因此，早期防治糖尿病血管并发症有着重要的临床意义和社会价值，但目前尚缺乏满意的治疗药物。虽然多数学者认为有效控制血糖可从根本上治疗糖尿病，但临床上常有即使很好地控制血糖仍有血管病变的继续发展，提示短期单纯降血糖治疗可能不能阻止已被激活的内分泌代谢紊乱。李强翔教授科研团队组织湖南省人民医院、中南大学湘雅医院、宁夏回族自治区人民医院、湖南省老年医学研究所等相关专家，历经20多年的艰苦努力，潜心探索，通过细胞培养、动物模型实验及分子生物学手段，探索了化学药物（氨基胍和维生素C）、脂联素重组腺相关病毒载体（rAAV2/1-Acrp30）转基因治疗及中医药干预（铁皮石斛）对糖尿病及血管并发症的治疗作用，并针对糖尿病健康教育，开展相关伦理学问题研究。

近期拜读了《糖尿病治疗系列研究》，系糖尿病学研究专著，适合研究生、临床医生、科研工作者等阅读。本书的出版将有助于指导和帮助临床医师开展糖尿病研究，为今后糖尿病药物治疗开发与探索提供新的思路，亦可能改善中国糖尿病患者的临床结局，取得良好的社会效益和应用前景。

李国忠

2024 年 1 月

# 前　言

随着我国人口老龄化的加剧，糖尿病患者日益增多，糖尿病为多发病、常见病，是一组以慢性持续性血糖增高为特征的代谢性疾病，典型症状为"三多一少"，即多饮、多食、多尿和体重减轻，同时伴有皮肤瘙痒等症状。如长期高血糖，会导致人体内的糖类、脂类、蛋白质代谢紊乱，容易导致靶器官损伤等糖尿病并发症。糖尿病并发症主要包括急性并发症和慢性并发症。对于糖尿病及其并发症西医、中医的认知存在一定的差异，二者会从不同的切入点入手，进行疾病的诊断和治疗。具体而言，对于西医，围绕糖尿病及并发症有关发病机制：遗传易感性、胰岛素抵抗、高血糖、低度炎症状态、血管内皮功能紊乱、凝血异常等多种因素，提出治疗方案应包括提高机体胰岛素水平或胰岛素敏感性，探索抗炎、抗氧化、抗糖基化等相关药物。而对于中医而言，采用辨证论治方法，从整体观念出发，注重清热活血、益气养精以及健脾益肾等。关于这两种治疗方式，既有独特之处，又有共通之点。为此，在实际的临床治疗和科研实践中，要注意取长补短，尤可以采用中西医结合的模式。

本书采取东西部地区相关领域专家合作形式编写，多单位、多学科合作，探索糖尿病药物治疗及中医药干预。全书共分 4 章，内容包括氨基胍和维生素 C 对糖尿病大鼠血管的保护作用及其机制探讨、rAAV2/1-Acrp30 对 GK 大鼠大血管病变的影响及机理研究、铁皮石斛对高糖环境下胰岛 B 细胞及人脐静脉内皮细胞调节功能的研究、糖尿病健康教育相关伦理学问题的研究等。本书围绕糖尿病药物治疗研究，突出了药物研究应该严格围绕糖尿病并发症的相关发病机制。本书通过细胞培养、动物模型实验及分子生物学手段，探索了化学药物、转基因治疗及中医药干预对糖尿病及并发症的治疗作用，并开展糖尿病健康教育的相关伦理学问题研究等系列研究，以期能为从事糖尿病科学研究工作的各级医师、研究生的培训工作尽一份绵薄之力。《糖尿病治疗系列研究》为糖尿病学专著，适合研究生、临床医生、科研工作者等学习和参考。

在此感谢南华大学原校长文格波教授、中南大学湘雅医院原内分泌科主任钟惠菊教授、中南大学原副校长田勇泉教授、湖南中医药大学原党委书记蔡光先教授。四位教授都是全国知名专家，长年扎根于临床一线，在医学领域成就非凡。非常感谢四位专家在百忙之中对本书进行认真的质量审核和把关，在写作过程中，四位专家均提出了许多宝贵的、高屋建瓴的意见和建议，贡献和分享了他们丰富的临床科研经验。

　　本书的编著获得了以下项目的支持：①中央引导地方科技发展专项项目（2020YDDF0043）；②长沙市老年代谢内分泌疾病临床研究中心(kh2201058)；③湖南省财政厅 2022 年项目（湘财社指【2022】49，2022CT01）；④湖南省高层次卫生人才"225"工程培养内分泌学科带头人项目；⑤2021 年度湖南省技术创新引导计划临床医疗技术创新引导项目（2021SK50925）；⑥ 2023 年湖南省卫健委科研重点指导课题(C202203065924)；⑦宁夏老年疾病临床研究中心 2020 年度创新平台项目（2020DPC05018）；⑧宁夏回族自治区引进团队（2020RXTDLX04）；⑨2021 年宁夏回族自治区重大研发计划（2021BEG01001）；⑩2022 年湖南省教育厅科研重点项目（22A0062）；⑪湖南省中医药管理局项目(B2023015)；⑫湖南老年重大慢病临床研究中心（2023SK4054）；⑬湖南省老年医学研究所老年重大慢病研究中心（SLYS02）。非常感谢宁夏和湖南两省的专家在百忙之中，通力合作，共同完成此书的编写任务。同时，非常感谢宁夏区委组织部、宁夏科技厅、宁夏卫健委和宁夏回族自治区人民医院，也非常感谢湖南省委组织部、湖南省卫健委、湖南省人民医院的领导和同志们的大力支持！

　　由于本书编写时间紧迫，内容可能存在一些不足，恩请同行多多批评指正，以便再版时修正。

编者

2024 年 1 月

# 目　录

**第一章　氨基胍和维生素 C 对糖尿病大鼠血管的保护作用及其机制探讨　/ 001**

第一节　概述 …………………………………………………………… 001

第二节　氨基胍和维生素 C 对糖尿病大鼠血管作用的研究 ………… 003

**第二章　rAAV2/1-Acrp30 对 GK 大鼠大血管病变的影响及机理研究　/ 037**

第一节　概述 …………………………………………………………… 037

第二节　rAAV2/1-Acrp30 病毒的获得与纯化 ……………………… 041

第三节　rAAV2/1-Acrp30 在大鼠体内表达的比较研究 …………… 057

第四节　糖尿病大鼠主动脉硬化模型的构建 ………………………… 069

第五节　rAAV2/1-Acrp30 对糖尿病动脉硬化模型大鼠糖脂代谢
　　　　及超微结构的影响 ………………………………………… 080

第六节　rAAV2/1-Acrp30 对糖尿病动脉硬化模型大鼠黏附因子和
　　　　主动脉 PPAR 家族基因的调控 ……………………………… 089

**第三章　铁皮石斛对高糖环境下胰岛 B 细胞及人脐静脉内皮细胞调节功能的研究　/ 102**

第一节　概述 …………………………………………………………… 102

第二节　铁皮石斛经 NF-κB 介导对高糖环境下 INS-1 细胞胰岛素
　　　　分泌、NO 产生和 IL-1β 表达的影响 ……………………… 104

第三节　铁皮石斛对高糖环境下人脐静脉内皮细胞氧化应激损伤
　　　　的影响 ………………………………………………………… 119

# 第四章 糖尿病健康教育相关伦理学问题的研究 / 146

第一节 概述 …………………………………………………… 146

第二节 老年糖尿病健康教育的临床伦理学思考 ……………… 151

第三节 青少年糖尿病健康教育的伦理学问题探析 …………… 157

第四节 妊娠糖尿病健康教育的相关伦理学研究 ……………… 161

第五节 开展网络糖尿病健康教育的伦理学问题思考 ………… 165

第六节 糖尿病健康教育中药物临床试验与伦理研究 ………… 171

第七节 政府在糖尿病健康教育中作用的伦理学研究 ………… 177

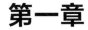

# 第一章

# 氨基胍和维生素 C 对糖尿病大鼠血管的保护作用及其机制探讨

## 第一节 概述

随着社会的发展、生活模式的改变、人们生活水平的提高和饮食结构的改变，以及人口老龄化程度逐渐加深，糖尿病的发病率逐年增高。糖尿病血管并发症是危及糖尿病患者健康的主要原因之一。因此，积极有效地防止或延缓糖尿病血管并发症的发生、发展是延长糖尿病患者寿命，提高其生活质量的重要措施。糖尿病血管病变是糖尿病最主要的慢性并发症之一，可分为微血管病变和大血管病变。微血管病变包括糖尿病肾病、糖尿病视网膜病变、糖尿病神经病变；大血管病变可引起主动脉硬化、冠心病、四肢动脉硬化闭塞、肾动脉硬化性高血压。无论是微血管病变还是大血管病变，糖尿病血管病变的病理特征都有血管壁细胞外基质（Extracellular Matrix，ECM）的构成成分改变即Ⅳ型胶原（Ⅳ-C）、基膜粘连蛋白（LN）、纤维连接蛋白（FN）增生和硫酸肝素蛋白聚糖（HSPG）相对减少，毛细血管基膜增厚。Ⅳ型胶原、基膜粘连蛋白、纤维连接蛋白等是一组肾小球系膜操作的标记物，用以反映细胞外基质及其相关物质的合成动态，在糖尿病血管合并症早期病理变化的研究中是重要指征。

ECM 主要功能为保持结构完整和抗增殖。ECM 成分包括糖蛋白、胶原及蛋白多糖，FN 是 ECM 中一种重要的大分子糖蛋白，在肾小球中主要由系膜细胞产生。FN 具有可以同时与细胞外基质各类成分相结合，并促进 ECM 其他成分沉积的特点；Ⅳ 型胶原是构成基底膜网状结构支架的主要胶原成分，二者含量的改变在 DN 的发展中起着至关重要的作用。

**1. 胶原纤维形成的基本过程**

（1）细胞内合成前胶原蛋白分子。

（2）原胶原分子在细胞外聚集。胶原纤维的形成受多方面的影响和控制，除成纤维细胞外，成骨细胞、软骨细胞、某些平滑肌细胞等起源于间充质的细胞以及多种上皮细胞也能产生胶原蛋白。

**2. 基膜粘连蛋白（LN）**

LN 分子量为 900kD，是细胞外基质（ECM）中的非胶原蛋白，是 ECM 的主要成分之一，广泛分布于基底膜的透明层，紧贴细胞基底部与 Ⅳ 型胶原结合形成基底膜的骨架，影响电荷选择性。糖尿病肾病时肾小球系膜细胞增生，合成细胞外基质增多，并随着合成活跃血中 Ⅳ 型胶原（Ⅳ-C）、层粘连蛋白增多，肾小球 ECM 过度聚积是导致肾脏肥大的重要原因，最终导致肾小球硬化及肾功能减退。硫酸乙酰肝素蛋白多糖（HSPG）散在分布于肾小球和主动脉壁全层，仍以内膜为主，HSPG 已被证明对保持电荷屏障有重要作用，如果 ECM 发生改变可发生肾脏微血管和大动脉硬化。

基膜粘连蛋白 $B_1$、Ⅳ 型胶原 $\alpha_1$ 在视网膜、肾脏、主动脉血管细胞外基质分布较多。不同组织胶原蛋白其分子量类型不同，已证实 $\alpha$-多肽链按其一级结构分为 $\alpha_1$、$\alpha_2$、$\alpha_3$ 三类，各类又分 10 型。基膜中最常见的分子组是 $[\alpha_1(Ⅳ)]_2\alpha_2(Ⅳ)$，其为三螺旋型的三聚体。基膜粘连蛋白 $B_1$ 是一种大分子糖蛋白，由一条重链（A 链）和两条轻链（$B_1$、$B_2$）构成不对称的十字结构，有 3 条长臂和 1 条短臂。所以原位杂交所用的探针为 $\alpha_1$ Ⅳ cDNA、$LNB_1$ cDNA，可以较高效率地检测出组织中 Ⅳ 型胶原和基膜粘连蛋白的水平。

研究发现：链脲佐菌素（STZ）对胰岛 B 细胞有选择性毒性作用，使实验动物胰岛 B 细胞被破坏，胰岛素分泌减少，动物血糖明显增高，可出现类似于人类 1 型糖尿病病变。实验中糖尿病大鼠有典型的"三多一少"症状，其中病程 8 周左右糖尿病大鼠肾小球 ECM 中基膜粘连蛋白、Ⅳ型胶原蛋白表达增强。STZ 复制的糖尿病动物模型，相当于临床的 T1DM。此法是 20 世纪 80 年代以来国内外常用的方法之一。

糖尿病性血管病变是糖尿病远期并发症和主要死亡原因，其病理及发病机制迄今尚无明确定论，但糖尿病时血管病变已被众多实验所证实，目前研究表明高血糖、高脂血症及血小板功能异常等多种原因可以导致主动脉粥样硬化（AS）、糖尿病肾病的发生。早期防治糖尿病血管并发症药物有重要的临床意义和社会价值，但目前尚缺乏满意的治疗药物。虽然多数学者认为有效控制血糖可从根本上治疗糖尿病，但临床上常可见即使很好地控制血糖仍有血管病变的继续发展，提示短期单纯使用降糖治疗可能不能阻止已被激活的内分泌紊乱。多年研究证明，在糖尿病持续高糖状态下，体内氧化应激（oxidative stress）和非酶糖基化反应均很明显，在糖尿病血管并发症发病过程中起重要作用。抑制氧化糖基化可延缓或减轻糖尿病血管并发症，本实验从抑制糖基化和氧化应激两个方面为出发点，通过向大鼠体内输注链脲佐菌素，建立类似于人类 1 型糖尿病动物模型，观察氨基胍和维生素 C 对大鼠不同组织器官（肾脏、主动脉）血管细胞外基质基膜粘连蛋白 $B_1$、Ⅳ型胶原 $\alpha_1$ mRNA 基因及纤维连接蛋白、硫酸乙酰肝素蛋白多糖表达作用的影响；观察在不同处理因素下血清中Ⅳ-C、基膜粘连蛋白、血脂、糖化血红蛋白、血糖、尿素氮、血肌酐的水平变化。探讨氨基胍和维生素 C 对糖尿病血管的保护作用及可能机制。通过本实验探讨机制，为糖尿病血管并发症的防治提供可靠的实验依据。

## 第二节　氨基胍和维生素 C 对糖尿病大鼠血管作用的研究

### 一、实验材料、仪器设备和实验动物

#### 1. 主要药品和试剂

维生素 C；氨基胍；SABC 免疫组化染色试剂盒；DAB 显色试剂盒；

胰蛋白酶；多聚赖氨酸；兔抗鼠纤维连接蛋白抗体；兔抗鼠硫酸乙酰肝素蛋白多糖抗体；焦磷酸二乙酯；经典型原位杂交检测试剂盒；基膜粘连蛋白B1多相寡核酐酸杂交；探针（地高辛标记）；IV型胶原 $\alpha_1$ 多相寡核酐酸杂交；探针（地高辛标记）；原位杂交专用盖玻片；层粘连蛋白放免试剂盒；IV型胶原试免试剂盒；Titon100。

### 2. 主要仪器设备

SENTEST手持式快速全血葡萄糖测试仪；自动生化仪；FJ-2008型免疫细胞记数仪；JA1003型电子天平；ICM-100细胞图像分析系统；光学显微镜及照相系统；高速离心机；分光光度计；−80℃超低温冰箱；病理图像分析软件（PIPS-2020型）；GM-12型r计数仪；袖套式鼠尾动脉血压仪（HX-1型）；心电图机。

### 3. 实验动物

健康雄性SD大鼠70只，2月龄左右，体重200～250g，清洁级，由中南大学实验动物部提供。实验期间自由饮水，摄食饲料为南华大学动物中心提供的混合饲料，适应性喂养1周后进行实验。室温18～28℃，相对湿度62%～80%。

## 二、实验方法

### 1. SD大鼠糖尿病模型的建立及分组

（1）动物建模　70只大鼠随机留取10只为正常对照组，余下60只建模。将链脲佐菌素与0.1mmol/L柠檬酸钠缓冲液（pH 4.5）配成0.45%的溶液，使用前经微孔滤过除菌。大鼠喂养一周后，空腹12h，将60只建模用鼠腹腔注射1% STZ-柠檬酸钠缓冲液（STZ 60mg/kg体重）。正常对照组注射等量柠檬酸钠缓冲液，72h后尿糖＋＋＋～＋＋＋＋，静脉采血测血糖（全血葡萄糖测试仪）血糖≥16.7mmol/L者，确定模型建立成功，大部分鼠建模成功。除去建模失败及死亡大鼠，将40只糖尿病鼠纳入本实验。

（2）实验动物分组及处理　将10只正常鼠定为正常对照组（CN组10只）；按血糖高低将40只糖尿病鼠随机分为10个区组。每一区组4只动物再随机分为以下四个处理组：①糖尿病组（D组10只）；②氨基胍治疗组（D＋A组10只）；③维生素C治疗组（D＋C组10只）；④维生素

C 和氨基胍联合治疗组（D＋A＋C 组 10 只）。以上分组后按 1 只/1 小笼喂养给药。氨基胍治疗组每天予氨基胍 1g 溶于 1L 水予大鼠饮用；维生素 C 治疗组，每天予维生素 C 1g 溶于 1L 水予大鼠饮用；氨基胍和维生素 C 联合治疗组，每天予维生素 C、氨基胍各 1g 溶于 1L 水予大鼠饮用。为了避免酮症和维持糖尿病鼠的生存，①②③④组隔日腹腔注射长效胰岛素 2～4U，每 2 周断尾取血测大鼠血糖，使血糖波动在 25mmol/L 左右，实验共进行 16 周。

### 2. 标本采集

实验第 8 周，各组大鼠在禁食的基础上称体重，用代谢笼收集 24h 尿，测定尿白蛋白（UAE）含量，尾静脉采血 2mL 测大鼠血糖、尿素氮、血肌酐（计算内生肌酐清除率）、糖化血红蛋白、甘油三酯、胆固醇、低密度脂蛋白、高密度脂蛋白、Ⅳ-C、基膜粘连蛋白。第 16 周实验终止时，各组大鼠在禁食的基础上，用代谢笼收集 24h 尿，测定尿白蛋白（UAE）含量，动物经乙醚麻醉后称体重，股动脉放血 5mL，测大鼠血糖、尿素氮、血肌酐（计算内生肌酐清除率）、糖化血红蛋白、甘油三酯、胆固醇、低密度脂蛋白、高密度脂蛋白、Ⅳ-C、基膜粘连蛋白。然后背部做纵行切口，取出肾脏，右肾称重，取左侧肾脏反复灌洗至发白，剔除包膜，横断切取约 $0.5\text{mm}^3$ 柱状体 2 块。迅速打开胸腔，将灌流针从心尖部位插入左心室至主动脉，快速灌注 100mL 生理盐水，再用 0.1mmol/L 磷酸缓冲液配制的 4％多聚甲醛、2.5％戊二醛经心脏升主动脉反复灌洗至发白，灌毕约 30min 后，在主动脉弓下取胸主动脉（约 1cm），用预冷的生理盐水清洗，去除周围结缔组织，置于 4％多聚甲醛（含 1∶1000 焦碳酸二乙酯）中固定，固定 12h，石蜡包埋，连续切片，$4\mu m$ 厚者用于 HE 及免疫组化染色，$6\mu m$ 厚者切片用于原位杂交染色。

### 3. 一般观察指标

动物一般情况观察：每日观察大鼠饮食饮水量、精神状态、活动情况、大便性状及尿量、隔日测体重并加以记录。连续 2 天记录每只大鼠的饮水量、尿量（用代谢笼收集尿液），取其平均值作为最终数据。

肾脏湿重：去包膜后用精密天平称重大鼠。

血压测定：在实验开始及实验第 8、16 周分别采用袖套式鼠尾血压计测定血压 2 次，取其均值记录。

### 4. 生化指标测定

用全自动生化仪测血糖（BS）、尿素氮（BUN）、血肌酐（SCr）、甘油三酯（TC）、总胆固醇（TG）、低密度脂蛋白（LDL）、高密度脂蛋白（HDL）、糖化血红蛋白（HbA1c）、糖化低密度脂蛋白（G-LDL）。

24h尿白蛋白排泄率（UAE）：处死前一天收集24h尿液，用二甲苯防腐，混匀后取2mL用免疫细胞记数仪测定。

肾小球滤过率（GFR）：以内生肌酐清除率为代表。

内生肌酐清除率＝（尿肌酐×尿量）÷血肌酐

糖化LDL测定：方法如下。

（1）LDL分离　取血清0.2mL，加入pH 5.04的0.064mol/L肝素枸橼酸钠缓冲液2mL内，置旋涡器上混匀，于室温下5min。以3000r/min离心15min，倾去上清液，倒置试管。10min后用吸水纸吸去管口残余液体。沉淀即为LDL。

（2）G-LDL测定　按表1-1加样完毕后，置37℃水浴内20min，取出后立即放入冰浴中冷却，选择波长550nm，以空白调整至零。在自动生化仪上测吸光度。

$$G\text{-}LDL＝AU/AS×1000(\mu mol/L)$$

**表1-1　G-LDL测定操作步骤**

| 试剂 | 空白管 | 测定管 | 标准管 |
| --- | --- | --- | --- |
| 标准液($\mu$L) | 50 | 50 | — |
| 4.0mmol/L DMF标准液($\mu$L) | — | — | 50 |
| 0.11mmol/L NBT试剂(37℃,mL) | 1.0 | 1.0 | 1.0 |

### 5. 肾组织、主动脉血管壁纤维连接蛋白及硫酸肝素蛋白免疫组织化学检测，链霉亲和素、生物素复合体法（SABC法）

操作步骤：S-P免疫组化染色试剂盒采用生物系标记的第二抗体与链霉菌抗生物素蛋白连接的过氧化物酶及低物色素混合液来测定细胞和组织中的抗原，染色主要过程如下：①石蜡切片脱蜡和水化后，用PBS（pH 7.4）冲洗3次，每次3min。②根据抗体的要求，对组织抗原用浓度为0.05%胰蛋白酶消化，消化温度、时间为37℃、10～40min。③每张切片加1滴50U过氧化酶阻断溶液（试剂A），以阻断内源性过氧化物酶活性，室温下孵育 10min。④PBS 冲洗 3 次，每次 3min。⑤甩去 PBS 液，每张片加 1 滴或 50$\mu$L 非免疫性动物血清（试剂 B），室温下孵育 10min。⑥甩去血清，每张切片加 1 滴或 50$\mu$L 的第一抗体（自选），室温下孵育 60min 或 4℃过夜。⑦PBS 冲洗 3 次，每次 3min。⑧甩去 PBS 液，每张切片加 1 滴或 50$\mu$L 生物素标记的第二抗体（试剂 C），室温下孵育 10min。⑨PBS 冲洗 3 次，每次 3min。⑩甩去 PBS 液，每加 1 滴或 50$\mu$L 链霉菌抗生物-过氧化酶溶液（试剂 D），室温下孵育 10min。⑪PBS 冲洗 3 次，每次 3min。⑫甩去 PBS 液，每张切片加滴 100$\mu$L 新鲜配制的 DAB，显微镜下控制显色时间，阳性显色为棕色。自来水冲洗，苏木素复染。⑬0.1% HCl 分化，0.1% 氨水或 PBS 冲洗返蓝。切片经过梯度酒精脱水干燥，二甲苯透明，中性树胶封固。阳性结果（主要在胞浆）显棕黄色，以 PBS 代替一抗作阴性对照。

### 6. 肾组织、主动脉血管壁基膜粘连蛋白 $B_1$ mRNA、Ⅳ型胶原 $\alpha_1$ mRNA 原位杂交检测（生物素标记探针，HRP 检测系统）

探针序列：①Ⅳ型胶原 $\alpha_1$ 多相寡核苷酸杂交探针（Collage Ⅳ $\alpha_1$，CⅣ$\alpha_1$，5′地高辛标记，序列：5′>GTG AGG GAG ACC TGC GGG TGC TGC GAC TGT GAG AAG CGC TGT GGC GCC CT<3′）；②基膜粘连蛋白 $B_1$ 多相寡核苷酸杂交探针（Lamininin$B_1$，LN$B_1$，5′地高辛标记，序列：5′>GGC GAC TGC GAC CCC CGT GCC GCC GCG GAT GGG CAG CCG CGC TGG CGG CC<3′）。

操作步骤如下。

（1）脱蜡　标本先入二甲苯 37℃，30min；再转入新鲜的二甲苯，室温 10min；然后经浓度逐渐下降的梯度酒精入水。

（2）去污剂处理　脱蜡后切片先用 PBS 洗 2 次，每次 3min；接着将切片浸入含 0.2% Triton X-100 的 PBS 内 15min，再用 PBS 洗两次。

（3）预处理　①切片于 37℃下孵育 5min 使其完全干燥，用新鲜配制的 0.5% $H_2O_2$/甲醇室温处理 30min 以灭活内源性过氧化物酶，蒸馏水洗 3 遍。②每片滴加 2～3 滴 1×Proteinase K，37℃孵育 20～30min。③PBS 洗 3 次，每次 5min，蒸馏水洗 1 次。

（4）RNA 原位杂交　①生物素标记 DNA 探针在 95℃下变性 5min，然后立即冰浴，探针按 1∶9 比例和杂交液混合。②每张切片加 1 滴 DNA

探针/杂交液，加盖 Parafilm。注：不要留有气泡。③切片放入烤箱中 70℃，5~10min，以使 RNA 变性。④将切片放入湿盒中，42℃，杂交过夜。⑤揭 Parafilm 膜，30~37℃水温 2×SSC 洗涤 5min×2 次，0.5×SSC 洗涤 15min×1 次，0.2×SSC 洗涤 15min×2 次。⑥滴加封闭液，37℃，30min，甩去多余液体，不洗。⑦滴加 1 滴 Strep-HRP，37℃（20~60min），0.5mL PBS 洗片（5min×4 次）。⑧DAB 显色：使用 DAB 工作液 1~2 滴，加至标本上，一般显色 20~30min。若无背景出现可继续显色，充分水洗。⑨苏木精复染，充分水洗。⑩酒精脱水，二甲苯透明，中性树胶封片，显微镜下观察、拍照。杂交前切片用杂交液代替探针液做阴性对照。

### 7. 免疫组化和原位杂交结果定性判别方法

免疫组织化学染色和原位杂交，定位主动脉内膜抗原和肾小球，设阴性和阳性对照，在显微镜下根据作色程度按以下标准判定结果：①阴性（－~±），无黄色或微量淡黄色；②弱阳性（＋），淡黄色；③阳性（＋＋），黄色；④强阳性（＋＋＋），深黄色或黄褐色。

### 8. 免疫组化和原位杂交结果图像处理

采用计算机显微图像处理系统，在放大 400 倍下，经标准灰密度校正后，随机取 10 个视野，5 组分别在同等条件下测定对杂交信号结果的阳性染色物质的平均相对灰度值（平均灰度值减去平均背景灰度值）作为表达量的值（平均数±标准差表示）。所得数据进行统计学分析。参数如下：窗体，长＝127，高＝64；$X$ 轴＝128，$Y$ 轴＝81。

### 9. 竞争放射免疫分析法测定血液胰岛素、Ⅳ型胶原、基膜粘连蛋白

操作步骤：以Ⅳ型胶原测定为例（表 1-2）。

数据处理：拟合方式采用方程进行，即以结合率为 $Y$ 轴$\{Y = \lg[(B_{标准} - B_{NSB})/(B_0 - B_{NSB})] \times 100\%\}$，以标准品浓度为 $X$ 轴$[X = \lg(Ⅳ\text{-}C)]$。

### 10. 统计学处理

测定数值皆以 $\bar{x} \pm S$ 表示，利用 SPSS 10.0 软件进行统计分析。均数间比较采用 ANOVA，组间进行 Q 检验，采用 LSD 检验法，并进行简单相关分析。

表 1-2 Ⅳ型胶原测定步骤　　　　　　单位：μL

| 试剂 | NSB | 标准液 | 样本 |
|---|---|---|---|
| 标准液 | 200 | — | — |
| 标准品 Ⅳ-C | — | 100 | — |
| 待测样品 | — | — | 100 |
| $^{125}$ I-Ⅳ-C | 100 | 100 | 100 |
| 抗血清 | — | 100 | 100 |
| 振荡摇匀,4~8℃　5h | | | |
| 第二抗 | 200 | 200 | 200 |
| 振荡摇匀,4~8℃　放置 30min | | | |
| 离心(40000r/min×15min),吸弃上清夜,用免疫计数仪测定沉淀物放射性记数 | | | |

注：糖化血红蛋白、基膜粘连蛋白基本步骤同Ⅳ型胶原测定。

## 三、实验结果

### 1. 大鼠糖尿病模型建立的确定和造模过程一般情况观察

正常组：大鼠体重增加明显，精神状况良好，毛皮有光泽，动作自如，反应灵敏。糖尿病大鼠：精神逐渐萎靡、明显消瘦、多尿、多饮，早期多动，后期反应迟钝、动作迟慢、弓背蛇体、多汗出、毛竖无光泽、小便量多，每天需换垫料 1~2 次；有 2 只白内障；有 1 只出现反复腹泻。

各治疗组：精神状况良好，无白内障及尾、足坏死，动作自如，反应灵敏度较正常组稍差。D 组大鼠 2 只分别于第 1 周和 4 周出现明显脱水死亡。在第 6 周，D＋A 组大鼠 1 只出现持续腹泻，后死于低血糖。

### 2. 氨基胍、维生素 C 对大鼠的体重、尿量、肾重/体重、血糖的影响

结果显示：造模成功的大鼠体重较正常组明显下降，尿量、肾重/体重增加，血糖升高（$P<0.05$），治疗后，D＋A、D＋C、D＋A＋C 组与 D 组比较，体重有显著提高（$P<0.05$），尿量、肾重/体重有显著下降（$P<0.05$），D＋C 组与 D＋A 组比较，体重、尿量、肾重/体重无差别（$P>0.05$），D＋A＋C 组与 D＋A 组、D＋C 组比较，体重明显增加（$P<0.05$），尿量、肾重/体重有显著降低（$P<0.05$），但 D＋A＋C 组与正常组比较，仍未恢复至正常水平（$P<0.05$）。16 周 D 组与 8 周 D 组比较，体重明显下降，肾重/体重增加。见表 1-3、表 1-4。

表 1-3　各组大鼠尿量、体重的变化比较 ($\bar{x}\pm S$)

| 组别 | 数量 | 尿量/mL | | | 体重/g | | |
|---|---|---|---|---|---|---|---|
| | | 0 周 | 8 周 | 16 周 | 0 周 | 8 周 | 16 周 |
| CN | 10 | 12.92± 2.22 | 13.11± 2.01 | 12.67± 1.99 | 220.55± 19.93 | 269.38± 18.52 | 303.20± 20.92 |
| D | 8 | 11.63± 2.32 | 155.55± 22.66[a] | 159.41± 17.60[a] | 223.53± 21.34 | 170.11± 10.34[a] | 130.83± 17.71[a] |
| D+A | 9 | 11.41± 1.89 | 114.44± 15.67[ab] | 117.40± 17.77[ab] | 219.66± 20.42 | 212.65± 13.76[ab] | 226.68± 20.20[ab] |
| D+C | 10 | 13.11± 3.34 | 109.54± 19.91[ab] | 110.24± 18.50[ab] | 225.33± 15.92 | 219.78± 16.44[ab] | 222.52± 18.98[ab] |
| D+A+C | 10 | 12.90± 1.72 | 81.99± 17.76[abc] | 82.97± 18.77[abc] | 222.68± 24.23 | 248.33± 16.52[abc] | 261.96± 17.65[abc] |

注：[a] $P<0.05$ vs CN 组；[b] $P<0.05$ vs D 组；[c] $P<0.05$ vs D+A or D+C 组；[d] $P<0.05$ vs CN 组。

表 1-4　各组大鼠肾重/体重、血糖的变化比较 ($\bar{x}\pm S$)

| 组别 | 数量 | 肾重/体重/($\times 10^{-3}$) | | | 血糖/(mmol/L) | | |
|---|---|---|---|---|---|---|---|
| | | 0 周 | 8 周 | 16 周 | 0 周 | 8 周 | 16 周 |
| CN | 10 | 3.21± 0.32 | 3.19± 0.31 | 3.20± 0.46 | 4.55± 0.35 | 4.38± 0.52 | 5.25± 0.33 |
| D | 8 | 3.13± 0.33 | 5.95± 0.66[a] | 7.88± 0.38[ae] | 25.53± 2.34 | 25.11± 3.34[a] | 26.25± 2.28[d] |
| D+A | 9 | 3.19± 0.29 | 4.64± 0.57[ab] | 4.69± 0.35[ab] | 23.68± 2.42 | 24.57± 3.44[a] | 25.25± 3.16[d] |
| D+C | 10 | 3.23± 0.34 | 4.67± 0.51[ab] | 4.71± 0.44[ab] | 24.33± 3.72 | 26.08± 4.44[a] | 24.98± 2.87[d] |
| D+A+C | 10 | 3.20± 0.35 | 3.68± 0.36[abc] | 3.62± 0.42[abc] | 26.92± 4.29 | 24.39± 4.33[a] | 24.55± 2.22[d] |

注：[a] $P<0.05$ vs CN 组；[b] $P<0.05$ vs D 组；[c] $P<0.05$ vs D+A or D+C 组；[d] $P<0.05$ vs CN 组；[e] $P<0.05$ D 组（16 周）vs D 组（8 周）。

**3. 氨基胍、维生素 C 对大鼠血肌酐、尿素氮、尿白蛋白排泄率、肌酐清除率的影响**

结果显示：造模成功的大鼠血清尿白蛋白排泄率、血肌酐、尿素氮较正常组明显升高，内生肌酐清除率下降，差异显著（$P<0.05$），D+A、D+C、D+A+C 组与 D 组比较，尿白蛋白排泄率、血肌酐、尿素氮明显下降，内生肌酐清除率升高（$P<0.05$），但与正常组比较，仍未恢复至

正常水平（$P<0.05$）。D+A+C 组与 D+A、D+C 组比较，白蛋白排泄率、血肌酐、尿素氮下降，而内生肌酐清除率升高，差异有显著意义（$P<0.05$），D+C 组与 D+A 组比较无差别（$P>0.05$），16 周 D 组与 8 周 D 组比较，内生肌酐清除率、血肌酐、尿素氮明显下降，尿白蛋白排泄率升高（$P<0.05$）。见表 1-5、表 1-6。

表 1-5　各组大鼠尿素氮、血肌酐的变化比较（$\bar{x}\pm S$）

| 组别 | 数量 | 尿素氮/(mmol/L) | | | 血肌酐/(μmol/L) | | |
| --- | --- | --- | --- | --- | --- | --- | --- |
| | | 0 周 | 8 周 | 16 周 | 0 周 | 8 周 | 16 周 |
| CN | 10 | 12.92± 2.22 | 13.11± 2.01 | 12.67± 1.99 | 24.56± 7.63 | 25.11± 6.37[a] | 26.20± 7.92 |
| D | 8 | 11.63± 2.32 | 155.55± 22.66[a] | 159.41± 17.60[ad] | 26.53± 8.55 | 78.38± 7.52[a] | 99.83± 7.71[ad] |
| D+A | 9 | 11.41± 1.89 | 114.44± 15.67[ab] | 117.40± 17.77[ab] | 24.67± 7.66 | 56.65± 7.55[ab] | 60.68± 8.20[ab] |
| D+C | 10 | 13.11± 3.34 | 109.54± 19.91[ab] | 112.24± 18.50[ab] | 25.33± 5.47 | 57.78± 6.49[ab] | 62.52± 7.98[ab] |
| D+A+C | 10 | 12.90± 1.72 | 81.99± 17.76[abc] | 82.97± 18.77[abc] | 25.68± 6.23 | 40.33± 6.62[abc] | 42.66± 6.65[abc] |

注：[a] $P<0.05$ vs CN 组；[b] $P<0.05$ vs D 组；[c] $P<0.05$ vs D+A or D+C 组；[d] $P<0.05$ D 组（16 周）vs D 组（8 周）。

表 1-6　各组大鼠尿白蛋白排泄率、肌酐清除率的变化比较（$\bar{x}\pm S$）

| 组别 | 数量 | 尿白蛋白排泄率/(mg/24h×$10^{-3}$) | | | 肌酐清除率/(mL/min) | | |
| --- | --- | --- | --- | --- | --- | --- | --- |
| | | 0 周 | 8 周 | 16 周 | 0 周 | 8 周 | 16 周 |
| CN | 10 | 2.92± 0.22 | 3.01± 0.11 | 2.82± 0.35 | 0.85± 0.13 | 0.88± 0.12 | 0.92± 0.15 |
| D | 8 | 2.63± 0.32 | 30.55± 3.66[a] | 47.41± 4.40[ad] | 0.90± 0.09 | 0.35± 0.08[a] | 0.19± 0.03[ad] |
| D+A | 9 | 2.51± 0.19 | 17.44± 1.77[ab] | 18.40± 1.37[ab] | 0.88± 0.10 | 0.55± 0.06[ab] | 0.52± 0.05[ab] |
| D+C | 10 | 3.01± 0.34 | 16.94± 1.91[ab] | 17.24± 1.30[ab] | 0.89± 0.11 | 0.50± 0.04[ab] | 0.51± 0.10[ab] |
| D+A+C | 10 | 2.90± 0.24 | 8.99± 17.76[abc] | 9.97± 1.27[abc] | 0.91± 0.07 | 0.75± 0.05[abc] | 0.73± 0.12[abc] |

注：[a] $P<0.05$ vs CN 组；[b] $P<0.05$ vs D 组；[c] $P<0.05$ vs D+A or D+C 组；[d] $P<0.05$ D 组（16 周）vs D 组（8 周）。

**4. 大鼠肾组织病理学 HE 染色检查、纤维连接蛋白、硫酸肝素蛋白免疫组化的结果**

HE 染色光镜下显示：正常组大鼠肾小球及小管间质未见明显的病理改变。模型组大鼠肾组织可见肾小球明显增大，肾小球细胞增生，散在肾小管上皮细胞肿胀变性、脱落，肾小球毛细血管基底膜弥漫性增厚，系膜区增宽肾小球系膜区血管基质中度到重度增多及系膜细胞中度到重度增生，伴有间质散在的灶性炎症分布和淋巴细胞浸润，肾小动脉内膜增生，管壁增厚，管腔狭窄，偶可见糖蛋白浸润所致的均质样（轻度玻璃样）改变。各用药组中上述病理改变均有不同程度的减轻，间质炎症不明显，尤以 D＋A＋C 组改善明显，见图 1-1～图 1-5。

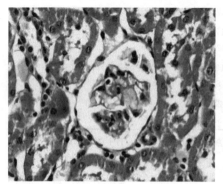

图 1-1　对照组大鼠肾组织
（HE 染色，放大倍数×400）

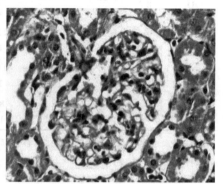

图 1-2　16 周后糖尿病大鼠肾组织 HE
染色与对照组相比有明显变化
（放大倍数×400）

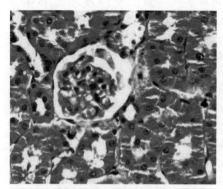

图 1-3　维生素 C 治疗 16 周后糖尿病
大鼠肾组织与对照组相比有变化
（放大倍数×400）

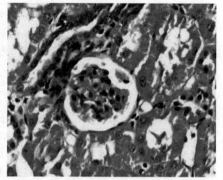

图 1-4　氨基胍治疗 16 周后糖尿病大鼠
肾组织 HE 染色与对照组相比有变化
（HE 染色，放大倍数×400）

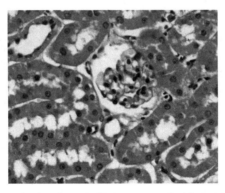

图 1-5　氨基胍和维生素 C 治疗 16 周后糖尿病大鼠肾组织与
对照 HE 染色相比变化较小（放大倍数×400）

免疫组化结果（定量和定性比较）显示：糖尿病状态下，肾小球、肾小球系膜、肾小球基膜区及少数肾小管基膜区均可见明显棕黄色阳性区。DM 组与正常组比较，肾小球血管细胞外基质纤维连接蛋白表达显著上调，呈强阳性（$P < 0.05$），硫酸肝素蛋白表达明显下调（$P < 0.05$），D+A、D+C、D+A+C 组与 D 组比较，纤维连接蛋白表达明显下调，呈阳性（$P < 0.05$），硫酸肝素蛋白表达相对上调（$P < 0.05$）。D+A+C 组与 D+A、D+C 组比较，纤维连接蛋白表达明显下调，呈弱阳性，硫酸肝素蛋白表达明显上调（$P < 0.05$），但 D+A+C 组与正常组比较，仍未恢复至正常水平（$P < 0.05$）。D+C 组与 D+A 组比较无差别（$P > 0.05$）。见表 1-7、图 1-6～图 1-17。

表 1-7　各组大鼠肾组织纤维连接蛋白、硫酸肝素蛋白免疫组化染色强度的
变化比较（$\bar{x} \pm S$）

| 组别 | 数量 | 纤维连接蛋白 | | 硫酸肝素蛋白 | |
| --- | --- | --- | --- | --- | --- |
| | | 定性 | 定量 | 定性 | 定量 |
| CN | 10 | 一～± | 13.03±1.44 | ＋＋＋ | 83.46±10.88 |
| D | 8 | ＋＋＋ | 73.73±4.31[a] | 一～± | 30.28±11.33[a] |
| D+A | 9 | ＋＋ | 39.25±5.53[ab] | ＋ | 51.55±12.78[ab] |
| D+C | 10 | ＋＋ | 37.85±6.32[ab] | ＋ | 58.78±10.69[ab] |
| D+A+C | 10 | ＋ | 20.11±4.27[abc] | ＋＋ | 70.44±9.18[abc] |

注：[a] $P < 0.05$ vs CN 组；[b] $P < 0.05$ vs D 组；[c] $P < 0.05$ vs D+A or D+C 组。

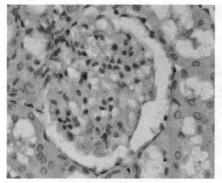

图 1-6　对照组大鼠纤维连接蛋白表达
呈弱阳性（免疫组织化学，原始×400）

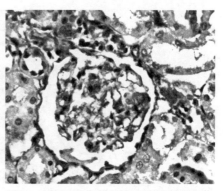

图 1-7　糖尿病大鼠纤维连接蛋白表达呈
强阳性（免疫组织化学，原始×400）

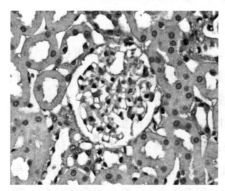

图 1-8　氨基胍治疗 16 周后，对照组大鼠
纤维连接蛋白在肾小球组织中呈阳性
（免疫组化，原始×400）

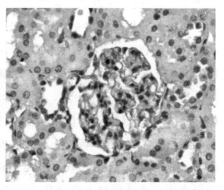

图 1-9　维生素 C 治疗 16 周后，糖尿病
大鼠肾组织肾小球内纤维连接蛋白在肾小
球组织中呈阳性（免疫组化，原始×400）

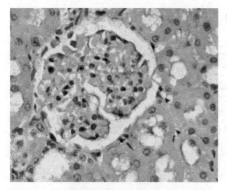

图 1-10　氨基胍和维生素 C 治疗 16 周后，
糖尿病大鼠纤维连接蛋白在肾小球组织中
呈阳性（免疫组化，原始×400）

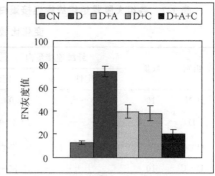

图 1-11　纤维连接蛋白在大鼠
肾组织中的动态表达

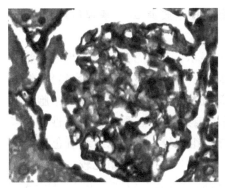

图 1-12　对照组大鼠肾组织中的肾小球
硫酸肝素蛋白表达呈弱阳性
（免疫组化，原始值×400）

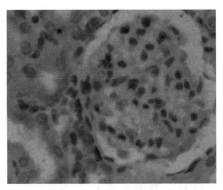

图 1-13　糖尿病大鼠肾组织中的肾小球
硫酸肝素蛋白表达呈强阳性
（免疫组化，原始×400）

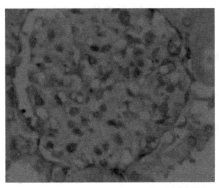

图 1-14　氨基胍治疗 16 周后，糖尿病大
鼠肾组织中的肾小球硫酸肝素蛋白表达
呈阳性（免疫组化，原始×400）

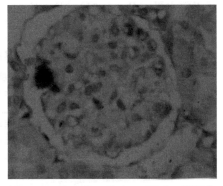

图 1-15　维生素 C 治疗 16 周后，糖尿病
大鼠肾组织肾小球硫酸肝素蛋白表达
呈阳性（免疫组化，原始×400）

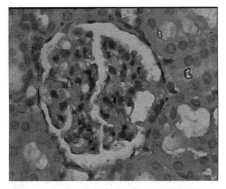

图 1-16　氨基胍和维生素 C 治疗 16 周后，
糖尿病大鼠肾组织中的肾小球硫酸肝素
蛋白表达呈阳性（免疫组化，原始×400）

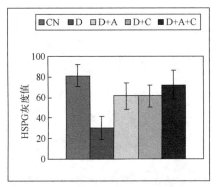

图 1-17　硫酸肝素蛋白多糖在大鼠
肾组织中的动态表达

**5. 氨基胍、维生素 C 对大鼠肾组织 $\mathrm{IV}$ 型胶原 $\alpha_1$、基膜粘连蛋白 $B_1$ 基因表达的影响**

原位杂交结果（定量和定性比较）显示：与正常组比较，糖尿病状态下，肾组织着色浓集，于肾小球系膜细胞、血管内皮细胞及少量肾小管上皮细胞胞浆均可见棕黄色颗粒颜色加深且数量增多，肾小球血管细胞外基质基膜粘连蛋白 $B_1$、$\mathrm{IV}$ 型胶原 $\alpha_1$ 基因表达显著上调，呈强阳性（$P<0.05$），D+A、D+C、D+A+C 组与 D 组比较，肾小球组织着色浅淡稀疏，尤以 D+A+C 组改善明显。D+A、D+C 组与 D 组比较，基膜粘连蛋白 $B_1$、$\mathrm{IV}$ 型胶原 $\alpha_1$ 基因表达明显下调，呈阳性（$P<0.05$），D+A+C 组与 D+A、D+C 组比较，基膜粘连蛋白 $B_1$、$\mathrm{IV}$ 型胶原 $\alpha_1$ 基因表达明显下调，呈弱阳性（$P<0.05$），但 D+A+C 组与正常组比较，仍未恢复至正常水平（$P<0.05$）。D+C 组与 D+A 组比较无差别（$P>0.05$）。见表 1-8、图 1-18~图 1-29。

表 1-8　原位杂交各组大鼠肾组织基膜粘连蛋白 $B_1$、$\mathrm{IV}$ 型胶原 $\alpha_1$ mRNA 表达的灰度值积比较

| 组别 | 数量 | $\mathrm{IV}$ 型胶原 $\alpha_1$ mRNA | | 基膜粘连蛋白 $B_1$ mRNA | |
| --- | --- | --- | --- | --- | --- |
| | | 定性 | 定量 | 定性 | 定量 |
| CN | 10 | $-\sim\pm$ | $61.46\pm7.88$ | $-\sim\pm$ | $34.03\pm7.54$ |
| D | 8 | +++ | $160.28\pm11.33^{a}$ | +++ | $150.83\pm17.71^{a}$ |
| D+A | 9 | ++ | $113.56\pm12.78^{ab}$ | ++ | $104.05\pm10.32^{ab}$ |
| D+C | 10 | ++ | $119.78\pm9.69^{ab}$ | ++ | $100.25\pm12.23^{ab}$ |
| D+A+C | 10 | + | $97.44\pm10.18^{abc}$ | + | $67.11\pm10.24^{abc}$ |

注：[a] $P<0.05$ vs CN 组；[b] $P<0.05$ vs D 组；[c] $P<0.05$ vs D+A or D+C 组。

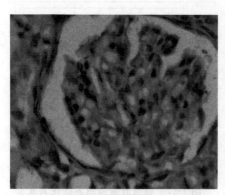

图 1-18　对照组大鼠肾组织肾小球中 $\mathrm{IV}$ 型胶原 $\alpha_1$ mRNA 表达呈弱阳性（原位杂交、DAB 染色，原始×400）

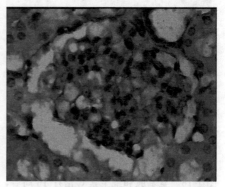

图 1-19　糖尿病大鼠肾小球 $\mathrm{IV}$ 型胶原 $\alpha_1$ mRNA 表达呈强阳性（原位杂交，DAB 染色，原始×400）

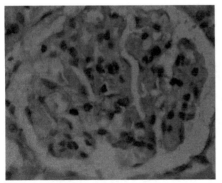

图 1-20　氨基胍治疗 16 周后，对照组
大鼠肾组织肾小球中Ⅳ型胶原
$\alpha_1$ mRNA 表达呈阳性（原位杂交，
DAB 染色，原始×400）

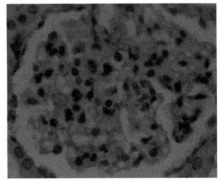

图 1-21　维生素 C 治疗 16 周后，糖尿病
大鼠肾组织肾小球中Ⅳ型胶原 $\alpha_1$ mRNA
表达呈阳性（原位杂交，DAB 染色，
原始×400）

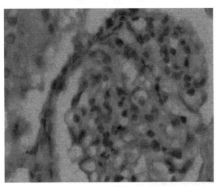

图 1-22　维生素 C 和氨基酸治疗 16 周后，
糖尿病大鼠肾组织中肾小球Ⅳ型胶原
$\alpha_1$ mRNA 表达呈阳性
（原位杂交，DAB 染色，原始×400）

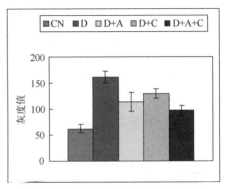

图 1-23　Ⅳ型胶原 $\alpha_1$ mRNA 在大鼠肾
组织中的动态表达

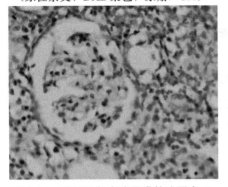

图 1-24　对照组肾小球基膜粘连蛋白 $B_1$
mRNA 表达呈弱阳性
（原位杂交，DAB 染色，原始×400）

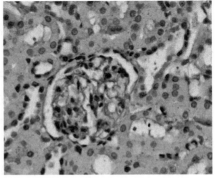

图 1-25　糖尿病大鼠肾小球基膜粘连
蛋白 $B_1$ mRNA 表达呈弱阳性
（原位杂交，DAB 染色，原始×400）

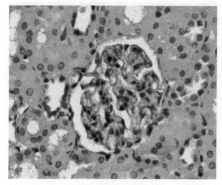

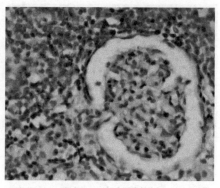

图 1-26　氨基胍治疗 16 周后，对照组大鼠肾组织肾小球基膜粘连蛋白 $B_1$ mRNA 表达呈阳性（原位杂交，DAB 染色，原始×400）

图 1-27　维生素 C 治疗 16 周后，糖尿病大鼠肾组织肾小球基膜粘连蛋白 $B_1$ mRNA 表达呈阳性（原位杂交，DAB 染色，原始×400）

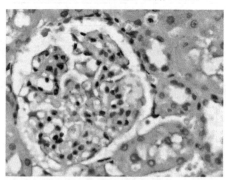

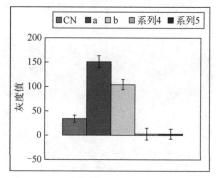

图 1-28　维生素 C 和氨基酸治疗 16 周后，糖尿病大鼠肾组织肾小球基膜粘连蛋白 $B_1$ mRNA 表达呈阳性（原位杂交，DAB 染色，原始×400）

图 1-29　基膜粘连蛋白 $B_1$ mRNA 在大鼠肾组织中的动态表达

## 6. 氨基胍、维生素 C 对大鼠血清血脂、糖化低密度脂蛋白、血浆糖化血红蛋白、胰岛素及血压影响

结果显示：造模成功的大鼠和正常组比较，甘油三酯（TG）、总胆固醇（TC）、低密度脂蛋白胆固醇（LDL-C）、糖化血红蛋白（HbA1c）、糖化低密度脂蛋白（G-LDL）升高，高密度脂蛋白胆固醇（HDL-C）、血清胰岛素明显下降（$P<0.05$），血压虽有上升趋势，但在统计学血压水平无明显差异（$P>0.05$）。16 周后，D+C 组和 D+A+C 组与 D 组及 D+A 组比较，TG、TC、LDL-C 显著降低，HDL-C 有显著提高（$P<0.05$）。D+A、D+C、D+A+C 组与 D 组比较 HbA1c、G-LDL 明显降低（$P<$

0.05），血清胰岛素水平无明显变化（$P>0.05$），D＋A＋C 组与 D＋A 组及 D＋C 组比较，TG、TC、LDL-C、HbA1c、G-LDL 降低，HDL-C 增加（$P<0.05$），但 D＋A＋C 组与正常组比较，仍未恢复至正常水平（$P<0.05$）。16 周 D 组与 8 周 D 组与比较，TG、TC、LDL-C、HbA1c、G-LDL 升高，HDL-C 明显下降（$P<0.05$）。16 周 D＋A 组与 8 周 D＋A 组比较，TG、TC、LDL-C、HbA1c、G-LDL 升高，HDL-C 明显下降（$P<0.05$）。见表 1-9～表 1-12。

表 1-9　各组大鼠血清总甘油三酯、总胆固醇的比较（$\bar{x}\pm S$）

| 组别 | 数量 | TG | | | TC | | |
| --- | --- | --- | --- | --- | --- | --- | --- |
| | | 0 周 | 8 周 | 16 周 | 0 周 | 8 周 | 16 周 |
| CN | 10 | 0.70± 0.22 | 0.71± 0.21 | 0.73± 0.24 | 1.45± 0.13 | 1.53± 0.07 | 1.58± 0.09 |
| D | 8 | 0.71± 0.24 | 3.98± 0.33[a] | 5.73± 0.21[ad] | 1.46± 0.16 | 3.67± 0.08[a] | 4.95± 0.14[ad] |
| D＋A | 9 | 0.70± 0.21 | 4.03± 0.28[a] | 5.25± 0.23[ad] | 1.49± 0.15 | 3.65± 0.11[a] | 4.85± 0.16[ad] |
| D＋C | 10 | 0.69± 0.20 | 2.25± 0.15[ab] | 2.45± 0.32[ab] | 1.48± 0.18 | 2.55± 0.13[ab] | 2.58± 0.18[ab] |
| D＋A＋C | 10 | 0.72± 0.23 | 1.04± 0.17[abc] | 1.15± 0.24[abc] | 1.52± 0.10 | 1.54± 0.14[abc] | 1.60± 0.15[abc] |

注：[a] $P<0.05$vs CN 组；[b] $P<0.05$vs D 组；[c] $P<0.05$vs D＋A 和 D＋C 组；[d] $P<0.05$ D 组（16 周）vs D 组（8 周）or D＋A 组（16 周）vs D＋A 组（8 周）。

表 1-10　各组大鼠血清低密度脂蛋白、高密度脂蛋白（HDL-C）的比较（$\bar{x}\pm S$）

| 组别 | 数量 | LDL-C | | | HDL-C | | |
| --- | --- | --- | --- | --- | --- | --- | --- |
| | | 0 周 | 8 周 | 16 周 | 0 周 | 8 周 | 16 周 |
| CN | 10 | 0.62± 0.12 | 0.69± 0.08 | 0.70± 0.13 | 1.70± 0.13 | 1.73± 0.11 | 1.78± 0.04 |
| D | 8 | 0.51± 0.14 | 1.43± 0.06[a] | 1.63± 0.17[ad] | 1.51± 0.16 | 0.77± 0.08[a] | 0.42± 0.05[ad] |
| D＋A | 9 | 0.63± 0.11 | 1.42± 0.03[a] | 1.62± 0.13[ad] | 1.49± 0.15 | 0.70± 0.02[a] | 0.40± 0.06[ad] |
| D＋C | 10 | 0.64± 0.15 | 1.21± 0.08[ab] | 1.20± 0.15[ab] | 1.50± 0.18 | 1.11± 0.09[ab] | 1.12± 0.13[ab] |
| D＋A＋C | 10 | 0.60± 0.13 | 0.99± 0.07[abc] | 0.95± 0.14[abc] | 1.49± 0.20 | 1.42± 0.12[abc] | 1.45± 0.15[abc] |

注：[a] $P<0.05$vs CN 组；[b] $P<0.05$vs D 组；[c] $P<0.05$vs D＋A 或 D＋C 组；[d] $P<0.05$vs D 和 D＋A 组（8 周）。

表 1-11　各组大鼠血清糖化血红蛋白、糖化低密度脂蛋白的比较 ($\bar{x} \pm S$)

| 组别 | 数量 | HbA1c | | | G-LDL | | |
|---|---|---|---|---|---|---|---|
| | | 0 周 | 8 周 | 16 周 | 0 周 | 8 周 | 16 周 |
| CN | 10 | 3.70±1.62 | 4.11±1.01 | 4.03±1.14 | 299.45±70.33 | 312.49±51.55 | 311.46±49.88 |
| D | 8 | 3.71±1.54 | 12.58±1.33[a] | 15.93±1.21[ad] | 300.66±60.36 | 769.77±65.87[a] | 900.28±66.64[ad] |
| D+A | 9 | 3.80±1.61 | 9.43±1.08[ab] | 9.25±1.23[ab] | 308.79±80.45 | 613.05±60.32[ab] | 611.55±77.76[ab] |
| D+C | 10 | 3.69±1.80 | 9.65±1.36[ab] | 9.05±0.92[ab] | 301.48±66.18 | 620.25±52.23[ab] | 622.78±60.68[ab] |
| D+A+C | 10 | 4.02±1.73 | 6.94±0.87[abc] | 6.11±0.64[abc] | 310.52±59.98 | 471.11±60.24[abc] | 467.44±70.15[abc] |

注：[a] $P<0.05$ vs CN 组；[b] $P<0.05$ vs D 组；[c] $P<0.05$vs D+A 和 D+C 组；[d] $P<0.05$ D 组（16 周）vs D 组（8 周）或 D+A 组（16 周）vs D+A 组（8 周）。

表 1-12　各组大鼠血清胰岛素及血压改变比较 ($\bar{x} \pm S$)

| 组别 | 数量 | 血清胰岛素 | | | 血压 | | |
|---|---|---|---|---|---|---|---|
| | | 0 周 | 8 周 | 16 周 | 0 周 | 8 周 | 16 周 |
| CN | 10 | 34.19±3.61 | 33.76±335 | 29.86±2.14 | 13.35±0.98 | 13.73±1.54 | 14.03±0.94 |
| D | 8 | 33.63±3.35 | 18.69±133[a] | 16.28±1.43[a] | 13.68±1.34 | 14.37±1.88 | 15.01±0.71 |
| D+A | 9 | 35.54±1.99 | 16.43±2.08[ab] | 15.56±2.78[ab] | 13.66±1.42 | 14.05±1.32 | 14.25±1.32 |
| D+C | 10 | 33.11±3.43 | 18.65±2.35[ab] | 17.78±2.69[ab] | 13.33±0.93 | 14.25±1.23 | 14.66±1.23 |
| D+A+C | 10 | 32.99±1.77 | 17.94±3.07[ab] | 17.44±2.18[ab] | 12.68±0.77 | 14.11±0.98 | 14.78±0.95 |

注：[a] $P<0.05$vs CN 组；[b] $P>0.05$vs D 组。

**7. 大鼠主动脉组织病理学 HE 染色检查、纤维连接蛋白及硫酸肝素蛋白免疫组化的结果**

HE 染色光镜下显示：在实验末，正常组主动脉内皮始终无明显改变，但模型组大鼠见主动脉内膜、中膜明显增生，层数增加，而氨基胍、维生素 C 组中上述病理改变均有不同程度的减轻，尤以 D＋A＋C 组改善明显。见图 1-30～图 1-34。

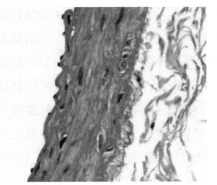

图 1-30　对照组大鼠主动脉壁
（HE 染色，放大倍数×400）

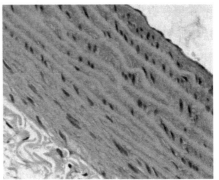

图 1-31　16 周后，糖尿病大鼠主动脉壁
较对照组有明显改变
（HE 染色，放大倍数×400）

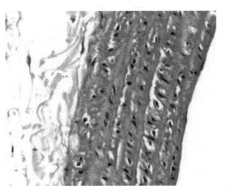

图 1-32　氨基胍治疗 16 周后，糖尿病
大鼠主动脉壁与对照组相比有变化
（HE 染色，放大倍数×400）

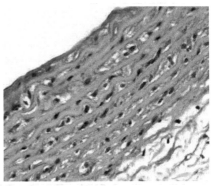

图 1-33　维生素 C 治疗 16 周后，糖尿病
大鼠主动脉壁与对照组相比有变化
（HE 染色，放大倍数×400）

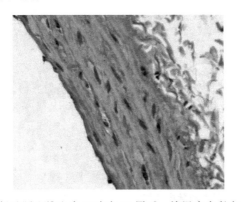

图 1-34　氨基胍和维生素 C 治疗 16 周后，糖尿病大鼠主动脉壁与
对照组相比变化不大（HE 染色，放大倍数×400）

　　免疫组化结果（定量和定性比较）显示：糖尿病状态下，主动脉内膜层细胞外周均可见明显棕黄色物质表达。DM组与正常组比较，主动脉血管细胞外基质纤维连接蛋白表达显著上调，呈强阳性（$P<0.05$），硫酸肝素蛋白表达明显下调（$P<0.05$），D＋A、D＋C、D＋A＋C组与D组比较，纤维连接蛋白表达明显下调，呈阳性（$P<0.05$），硫酸肝素蛋白表达相对上调（$P<0.05$）。D＋A＋C组与D＋A、D＋C组比较，纤维连接蛋白表达明显下调，呈弱阳性，硫酸肝素蛋白表达明显上调（$P<0.05$），但D＋A＋C组与正常组比较，仍未恢复至正常水平（$P<0.05$）。见表1-13、图1-35～图1-46。

表1-13　各组大鼠主动脉 FN、HSPG 免疫组化染色强度的变化比较（$\bar{x}\pm S$）

| 组别 | 数量 | FN | | HSPG | |
| --- | --- | --- | --- | --- | --- |
| | | 定性 | 定量 | 定性 | 定量 |
| CN | 10 | －～± | $10.03\pm1.44$ | ＋＋＋ | $80.77\pm9.67$ |
| D | 8 | ＋＋＋ | $69.21\pm7.44^a$ | －～± | $32.33\pm5.38^a$ |
| D＋A | 9 | ＋＋ | $41.37\pm5.53^{ab}$ | ＋ | $53.09\pm6.65^{ab}$ |
| D＋C | 10 | ＋＋ | $39.55\pm5.37^{ab}$ | ＋ | $54.78\pm8.63^{ab}$ |
| D＋A＋C | 10 | ＋ | $21.81\pm4.29^{abc}$ | ＋＋ | $67.01\pm6.88^{abc}$ |

注：[a] $P<0.05$ vs CN组；[b] $P<0.05$ vs D组；[c] $P<0.05$ vs D＋A 或 D＋C组。

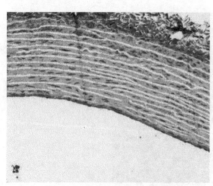

图1-35　对照组大鼠主动脉内膜层
纤维连接蛋白表达呈弱阳性
（免疫组化，原始值×400）

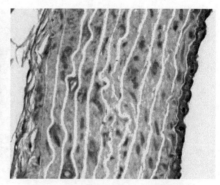

图1-36　糖尿病大鼠主动脉内膜层
纤维连接蛋白表达呈强阳性
（免疫组化，原始×400）

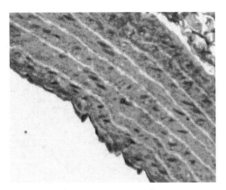

图 1-37　氨基胍治疗 16 周后，对照组
大鼠主动脉内膜层纤维连接蛋白表达呈
阳性（免疫组化，原始×400）

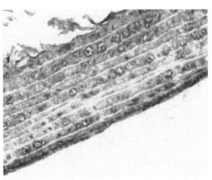

图 1-38　维生素 C 治疗 16 周后，糖尿病
大鼠主动脉内膜层纤维连接蛋白表达呈
阳性（免疫组化，原始×400）

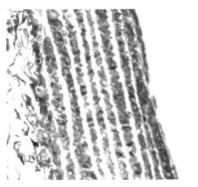

图 1-39　氨基胍治疗 16 周后，对照组
大鼠主动脉内膜层纤维连接蛋白表达
呈阳性（免疫组化，原始×400）

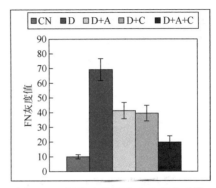

图 1-40　纤维连接蛋白在大鼠主动脉
内膜中的动态表达

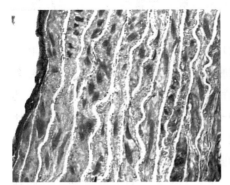

图 1-41　对照组大鼠主动脉内膜层硫酸
肝素蛋白表达呈弱阳性
（免疫组化，原始值×400）

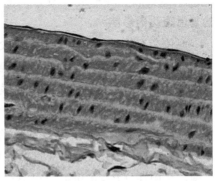

图 1-42　糖尿病大鼠主动脉内膜层硫酸
肝素蛋白表达呈强阳性
（免疫组化，原始×400）

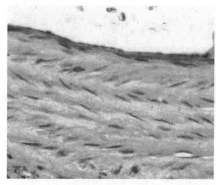

图 1-43　氨基胍治疗 16 周后，糖尿病
大鼠主动脉内膜层硫酸肝素蛋白表达
呈阳性（免疫组化，原始值×400）

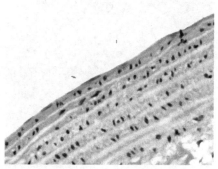

图 1-44　维生素 C 治疗 16 周后，糖尿病
大鼠主动脉内膜层硫酸肝素蛋白表达
呈阳性（免疫组化，原始×400）

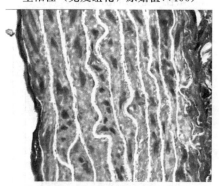

图 1-45　氨基酸和维生素 C 治疗 16 周后，
糖尿病大鼠主动脉内膜层硫酸肝素蛋白
表达呈阳性（免疫组化，原始×400）

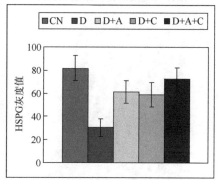

图 1-46　硫酸肝素蛋白在大鼠主动脉
内膜层中的动态表达

## 8. 氨基胍、维生素 C 对大鼠主动脉基膜粘连蛋白 $B_1$、Ⅳ型胶原 $\alpha_1$ 的基因表达的影响

原位杂交结果（定量和定性比较）显示：与正常组比较，糖尿病状态下主动脉内膜层细胞着色浓集，细胞胞浆均可见棕黄色颗粒颜色加深且数量增多，主动脉血管细胞外基质基膜粘连蛋白 $B_1$、Ⅳ型胶原 $\alpha_1$ 基因表达显著上调，呈强阳性（$P<0.05$），D＋A、D＋C、D＋A＋C 组与 D 组比较，主动脉内膜层细胞着色浅淡稀疏，尤以 D＋A＋C 组改善明显。D＋A、D＋C 组与 D 组比较，基膜粘连蛋白 $B_1$、Ⅳ型胶原 $\alpha_1$ 基因表达明显下调，呈阳性（$P<0.05$），D＋A＋C 组与 D＋A、D＋C 组比较，基膜粘连蛋白 $B_1$、Ⅳ型胶原 $\alpha_1$ 基因表达明显下调，呈弱阳性（$P<0.05$），但 D＋A＋C 组与正常组比较，仍未恢复至正常水平（$P<0.05$）。D＋C 组

与 D＋A 组比较无差别（$P>0.05$）。见表 1-14、图 1-47～图 1-58。

**表 1-14　原位杂交各组大鼠主动脉基膜粘连蛋白 $B_1$ mRNA、**

**Ⅳ型胶原 $\alpha_1$ mRNA 表达的灰度值比较（$\bar{x}\pm S$）**

| 组别 | 数量 | Ⅳ型胶原 $\alpha_1$ mRNA | | 基膜粘连蛋白 $B_1$ mRNA | |
|---|---|---|---|---|---|
| | | 定性 | 定量 | 定性 | 定量 |
| CN | 10 | －～± | 67.46±4.88 | －～± | 20.03±8.54 |
| D | 8 | ＋＋＋ | 147.26±11.03[a] | ＋＋＋ | 73.73±11.21[a] |
| D＋A | 9 | ＋＋ | 103.56±11.19[ab] | ＋＋ | 53.25±7.23[ab] |
| D＋C | 10 | ＋＋ | 109.78±10.63[ab] | ＋＋ | 59.05±8.32[ab] |
| D＋A＋C | 10 | ＋ | 86.44±9.58[abc] | ＋ | 41.11±9.24[abc] |

注：[a] $P<0.05$ vs CN 组；[b] $P<0.05$ vs D 组；[c] $P<0.05$ vs D＋A 或 D＋C 组。

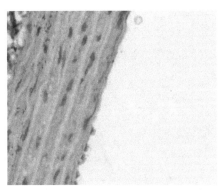

图 1-47　对照组大鼠主动脉内膜层中
Ⅳ型胶原 $\alpha_1$ mRNA 表达呈弱阳性
（原位杂交，DAB 染色，原始×400）

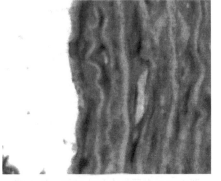

图 1-48　糖尿病大鼠主动脉内膜层中
Ⅳ型胶原 $\alpha_1$ mRNA 表达呈强阳性
（原位杂交，DAB 染色，原始×400）

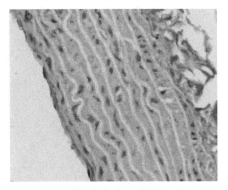

图 1-49　氨基胍治疗 16 周后，对照组
大鼠主动脉内膜层中Ⅳ型胶原 $\alpha_1$ mRNA
表达呈阳性（原位杂交，DAB 染色，
原始×400）

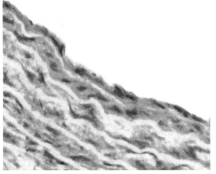

图 1-50　维生素 C 治疗 16 周后，糖尿病
大鼠主动脉内膜层中Ⅳ型胶原 $\alpha_1$ mRNA
表达呈阳性（原位杂交，DAB 染色，
原始×400）

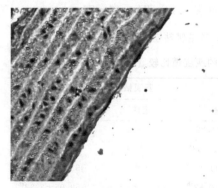

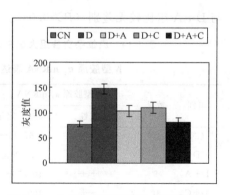

图 1-51　氨基酸和维生素 C 治疗 16 周后，对照组大鼠主动脉内膜层中 IV 型胶原 $\alpha_1$ mRNA 表达呈阳性（原位杂交，DAB 染色，原始×400）

图 1-52　大鼠主动脉内膜层中 IV 型胶原 $\alpha_1$ mRNA 的动态表达

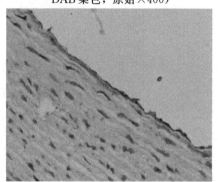

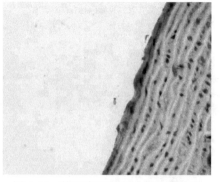

图 1-53　对照组大鼠主动脉基膜粘连蛋白 $B_1$ mRNA 表达呈弱阳性（原位杂交，DAB 染色，原始×400）

图 1-54　糖尿病大鼠主动脉基膜粘连蛋白 $B_1$ mRNA 表达呈阳性（原位杂交，DAB 染色，原始×400）

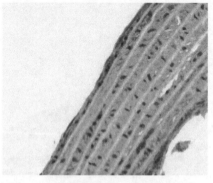

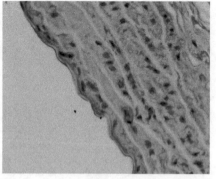

图 1-55　氨基胍治疗 16 周后，对照组大鼠主动脉基膜粘连蛋白 $B_1$ mRNA 表达呈阳性（原位杂交，DAB 染色，原始×400）

图 1-56　维生素 C 治疗 16 周后，糖尿病大鼠子宫主动脉基膜粘连蛋白 $B_1$ mRNA 表达呈阳性（原位杂交，DAB 染色，原始×400）

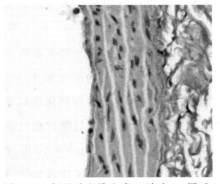

| K | 0.02 |
| A | 0.59 |
| B | 1.52 |
| C | 3.01 |
| K | 0 |
| A | 0.22 |
| B | 0.31 |
| | 0.94 |

图 1-57　氨基酸和维生素 C 治疗 16 周后，对照组大鼠主动脉基膜粘连蛋白 B$_1$ mRNA 表达呈阳性（原位杂交，DAB 染色，原始×400）

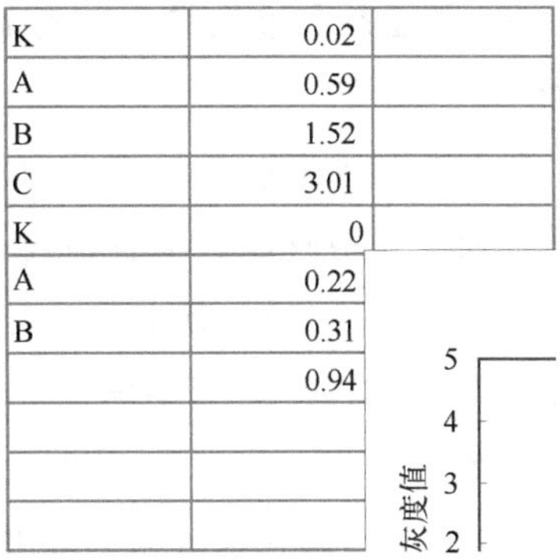

图 1-58　粘连蛋白 B$_1$ mRNA 在大鼠主动脉基膜中的动态表达

### 9. 氨基胍、维生素 C 对大鼠血清Ⅳ型胶原、基膜粘连蛋白影响

结果显示：造模成功的大鼠血中 LN、Ⅳ-C 较正常组明显升高（$P<0.05$），D＋A＋C、D＋A、D＋C 组与 D 组比较，LN、Ⅳ-C 较治疗前下降（$P<0.05$），D＋A＋C 组与 D＋A、D＋C 组比较 HbA1c、Ⅳ-C 有明显下降（$P<0.05$）16 周 D 组与 8 周 D 组比较，HbA1c、Ⅳ-C 有明显升高（$P<0.05$）。见表 1-15。

表 1-15　各组大鼠血中基膜粘连蛋白、Ⅳ型胶原的变化比较（$x\pm S$）

| 组别 | 数量 | Ⅳ型胶原/(pg/mL) | | | 基膜粘连蛋白/(pg/mL) | | |
| --- | --- | --- | --- | --- | --- | --- | --- |
| | | 0 周 | 8 周 | 16 周 | 0 周 | 8 周 | 16 周 |
| CN | 10 | 82.32± 4.22 | 81.11± 5.01 | 81.46± 4.88 | 51.35± 4.98 | 52.73± 6.54 | 51.46± 4.88 |
| D | 8 | 83.67± 4.35 | 140.58± 11.33[a] | 170.28± 11.33[ad] | 50.68± 5.34 | 109.77± 11.88[a] | 130.28± 11.33[ad] |
| D＋A | 9 | 81.49± 3.89 | 124.43± 24.08[ab] | 131.55± 12.78[ab] | 51.66± 5.42 | 84.05± 8.32[ab] | 101.55± 10.78[ab] |
| D＋C | 10 | 83.11± 3.44 | 128.65± 22.35[ab] | 129.78± 9.65[ab] | 50.33± 4.93 | 80.25± 7.23[ab] | 99.78± 8.69[ab] |
| D＋A＋C | 10 | 79.90± 4.73 | 88.94± 31.07[abc] | 97.44± 8.46[abc] | 52.08± 9.23 | 61.02± 6.24[abc] | 77.44± 9.18[abc] |

注：[a]$P<0.05$vs CN 组；[b]$P<0.05$vs D 组；[c]$P<0.05$vs D＋A 或 D＋C 组；[d]$P<0.05$ D 组（16 周）vs D 组（8 周）。

### 10. 氨基胍和维生素 C 治疗糖尿病大鼠部分检测指标直线相关关系分析

氨基胍和维生素 C 治疗后血清和组织部分检测指标与糖化血红蛋白相关。血清Ⅳ型胶原、基膜粘连蛋白与糖化血红蛋白均呈正相关（$P<$ 0.05，或 $P<0.01$），肾小球、主动脉组织纤维连接蛋白与糖化血红蛋白正相关（$P<0.05$），肾小球、主动脉组织硫酸肝素蛋白与糖化血红蛋白呈负相关（$P<0.05$），肾小球、主动脉组织粘连蛋白 $B_1$ mRNA、Ⅳ型胶原 $\alpha_1$ mRNA 与糖化血红蛋白正相关（$P$ 均$<0.05$）。相关指标如下（表 1-16～表 1-18）。

**表 1-16　Ⅳ型胶原 $\alpha_1$ mRNA、层粘连蛋白 $B_1$ mRNA 表达与糖化血红蛋白的直线相关分析**

| 组别 | Ⅳ型胶原 $\alpha_1$ (g)和 HbA1c | | LN $B_1$ (g)和 HbA1c | | Ⅳ型胶原 $\alpha_1$ (e)和 HbA1c | | LN $B_1$ (e)和 HbA1c | |
|---|---|---|---|---|---|---|---|---|
| | r | $P$ | r | $P$ | r | $P$ | r | $P$ |
| CN | 0.632 | 0.031 | 0.661 | 0.031 | 0.654 | 0.033 | 0.649 | 0.037 |
| D | 0.686 | 0.033 | 0.703 | 0.024 | 0.710 | 0.028 | 0.670 | 0.041 |
| D+A | 0.732 | 0.012 | 0.674 | 0.030 | 0.728 | 0.019 | 0.715 | 0.021 |
| D+C | 0.696 | 0.037 | 0.711 | 0.022 | 0.719 | 0.020 | 0.686 | 0.034 |
| D+A+C | 0.664 | 0.030 | 0.727 | 0.016 | 0.608 | 0.048 | 0.644 | 0.038 |

注：$P<0.05$。

**表 1-17　纤维连接蛋白、硫酸肝素蛋白与糖化血红蛋白表达的直线相关分析**

| 组别 | FN(g)和 HbA1c | | HSPG(g)和 HbA1c | | FN(e)和 HbA1c | | HSPG(e)和 HbA1c | |
|---|---|---|---|---|---|---|---|---|
| | r | $P$ | r | $P$ | r | $P$ | r | $P$ |
| 0.632 | 0.641 | 0.036 | −0.631 | 0.039 | 0.622 | 0.039 | −0.712 | 0.025 |
| D | 0.673 | 0.038 | −0.718 | 0.026 | 0.704 | 0.028 | −0.670 | 0.037 |
| D+A | 0.685 | 0.034 | −0.665 | 0.037 | 0.716 | 0.022 | −0.709 | 0.023 |
| D+C | 0.681 | 0.035 | −0.608 | 0.043 | 0.679 | 0.033 | −0.635 | 0.038 |
| D+A+C | 0.715 | 0.021 | −0.725 | 0.017 | 0.655 | 0.036 | −0.624 | 0.040 |

注：$P<0.05$。

**表 1-18　Ⅳ型胶原 $\alpha_1$ mRNA、层粘连蛋白 $B_1$ mRNA 表达与糖化血红蛋白**
**(8 周和 16 周)**

| 组别 | Ⅳ型胶原(8 周)和 HbA1c | | LN(8 周)和 HbA1c | | Ⅳ型胶原(16 周)和 HbA1c | | LN(16 周)和 HbA1c | |
|---|---|---|---|---|---|---|---|---|
| | r | P | r | P | r | P | r | P |
| CN | 0.604 | 0.037 | 0.658 | 0.031 | 0.854 | 0.000[*] | 0.766 | 0.008[*] |
| D | 0.694 | 0.041 | 0.702 | 0.029 | 0.730 | 0.012 | 0.894 | 0.000[*] |
| D+A | 0.622 | 0.025 | 0.653 | 0.030 | 0.777 | 0.004[*] | 0.713 | 0.022 |
| D+C | 0.665 | 0.037 | 0.713 | 0.028 | 0.819 | 0.002[*] | 0.796 | 0.003[*] |
| D+A+C | 0.704 | 0.038 | 0.718 | 0.026 | 0.809 | 0.003[*] | 0.840 | 0.002[*] |

注：$P$ 均 $<0.05$，[*] $P$ 均 $<0.01$。

以肾小球 Ⅳ 型胶原 $\alpha_1$ mRNA 与 HbA1c 相关分析散点图为例，见图 1-59～图 1-63。

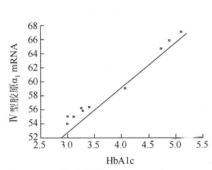

图 1-59　Ⅳ型胶原 $\alpha_1$ mRNA 与 HbA1c
的线性相关分析（CN 组）

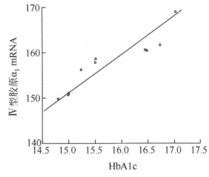

图 1-60　Ⅳ型胶原 $\alpha_1$ mRNA 与 HbA1c
的线性相关分析（D+A 组）

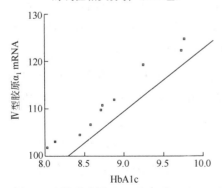

图 1-61　Ⅳ型胶原 $\alpha_1$ mRNA 与 HbA1c
的线性相关分析（D 组）

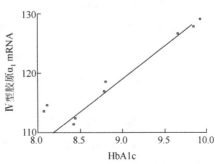

图 1-62　Ⅳ型胶原 $\alpha_1$ mRNA 与 HbA1c
的线性相关分析（D+C 组）

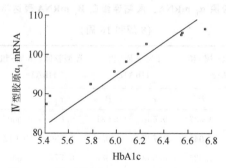

图 1-63　Ⅳ型胶原 $\alpha_1$ mRNA 与 HbA1c 的
线性相关分析（D＋A＋C 组）

## 四、讨论

### 1. 氨基胍和维生素 C 对大血管（主动脉）并发症的影响

糖尿病是一组代谢症候群，糖尿病患者常并发动脉粥样硬化及其他血管并发症。糖代谢异常常伴有脂质代谢异常，且脂质代谢异常是导致动脉粥样硬化、糖尿病肾病、冠心病、脑血管病发生的主要危险因素之一。HDL-C 为公认的抗动脉粥样硬化的因素之一。近年研究显示，血脂异常，特别是胆固醇升高，是导致糖尿病血管病变的危险因素之一。糖尿病脂质代谢紊乱过氧化损伤表现为患者体内 TC 和 TG 升高，而作为重要的抗动脉硬化因子 HDL-C 则下降。糖尿病患者易患动脉粥样硬化的机制仍不清楚，但血管细胞外基质的合成、降解是动脉粥样硬化发生、发展过程中的重要事件。糖尿病大鼠主动脉的结构重建以血管肥厚为特征，平滑肌细胞的生长出现最早，继而出现胶原纤维面积进行性增大和弹性纤维面积减小，主动脉的顺应性降低而影响主动脉的功能。新近对动脉粥样硬化机制研究表明 STZ 糖尿病大鼠自 8 周细胞外基质增加参与糖尿病动脉损伤。胶原蛋白是血管壁的主要成分，与血管壁的张力和弹性有关。FN 与 LN 均属非胶原糖蛋白，与胶原蛋白是细胞外基质的主要成分，以上物质均受转化生长因子 $\beta_1$（TGF$\beta_1$）调控。TGF$\beta_1$ 通过 Ⅰ 型受体介导细胞 DNA 的合成，并能刺激各种 ECM 成分合成增加，包括Ⅳ型胶原、Ⅱ型胶原、FN 等。持续高血糖通过 TGF$\beta_1$ 促使成纤维细胞增生并产生更多的 FN，可能是 ECM 重构的最后通道。葡萄糖分子可在非酶促反应条件下与蛋白质分子形成高级糖基化终产物不断堆积，引起血管结构改变和功能障碍。

硫酸肝素蛋白聚糖是构成内膜基底膜及动脉内膜细胞膜的重要成分之一，动脉壁内的硫酸肝素蛋白聚糖主要由动脉内皮细胞、平滑肌细胞合成，硫酸肝素蛋白聚糖主要分布在血管内皮表面和内膜细胞周围，起到"屏障"作用，可防止单核细胞的黏附和侵入内膜，抑制平滑肌细胞增殖，修复损伤内皮细胞，抗凝血。我国学者提出动脉壁内硫酸乙酰肝素蛋白多糖含量降低可能与动脉粥样硬化有关，其抗动脉粥样硬化的作用越来越受到重视。近年来不少研究显示，持久高血糖状态会导致体内蛋白质、脂质甚至核酸等大分子物质发生非酶糖基化，经分子重排最终形成一系列有高度活性的、结构多样的糖基化终产物，其在糖尿病慢性并发症发生、发展中，特别是在动脉粥样硬化的发生、发展中具有重要作用。糖尿病患者的晚期糖基化终末产物（AGEs）水平显著增高，在糖尿病大鼠模型和人主动脉粥样硬化病灶中都能检测出 AGEs，主动脉壁 AGEs 密度随着糖尿病病程进行性增加，组织中 AGEs 浓度和动脉粥样硬化严重程度的相关性已被证实。

纤维连接蛋白（FN）及层粘连蛋白（LN）等细胞基质能促进体外培养的动脉平滑肌细胞收缩型向合成型转化。由于主动脉的胶原纤维含量丰富，胶原纤维的肽链中含有丰富的羟脯氨酸、赖氨酸和羟赖氨酸残基，糖尿病时高血糖状态可作用于这些残基上的游离氨基，发生糖基化作用形成 AGEs。AGEs 在血管壁的堆积，它能引起胶原纤维间过度的共价交联使胶原降解减少，基质增加，基底膜增厚，血管壁弹性降低，阻力增加，管腔狭窄。这种交联一方面使胶原纤维的机械强度增加，血管硬化，顺应性降低；另一方面，胶原纤维间广泛的共价交联使胶原纤维结构稳定性增加，对蛋白酶类高度抵抗，降解缓慢，使得胶原纤维在组织中堆积，这些变化使主动脉结构重建和力学性质改变，并最终导致糖尿病大血管并发症的发生。本实验结果显示：糖尿病模型大鼠自 8 周起，血糖和血 TG、TC、LDL-C 含量增高，而 HDL-C 降低，维生素 C 在降低 TG、TC、LDL-C 含量的同时，升高了 HDL-C 含量，与氨基胍联合使用具有明显协同作用。本研究虽然没有直接检测血清中 AGEs 的水平，但我们检测糖尿病大鼠血浆 HbA1c 水平明显升高，主动脉大血管细胞外基质与 HbA1c 之间有明显相关性，提示大鼠体内蛋白非酶糖化率增加。氨基胍（AG）是一类具有亲核作用的肼化合物，基本化学结构为 HN-NH-C-NH，带有一个能与缺乏电子的羰基起反应无毒亲核肼基团。肼能使各种氧化酶失活，其中包括多种血红蛋白和黄素蛋白。AG 对糖尿病慢性并发症的防治主要通过 6 条途径：①抑制非酶糖基化终末产物；②抑制一氧化氮合酶活性；③抑制对半卡巴肼敏感的胺氧化酶活性；④降低毛细血管内白细胞的黏滞；⑤抑制血管内皮生长因子以及抑制醛糖还原酶；⑥降低低密度脂蛋白的氧化修饰，加速血管内 LDL 清除，阻止蛋白交联。这一作用并非通过降低血糖而引起的。其协同作用可能的机制：一方面，蛋白质非酶糖基化反应受到氨基胍的抑制，减少 AGEs 的生成，降低脂质蛋白糖化交联；另一方面，高糖环境中增加的糖基化蛋白会产生大量自由基，加之血中抗氧化剂浓度降低，这样就造成了 DM 体内氧化过度加剧，进而引起一系列连锁氧化过程，氧化应激在糖尿病血管病变的发生过程中扮演着重要的角色，而维生素 C 的强抗氧化性则可能阻断这一过程中的某些环节。有研究证实，G-LDL 容易氧化为氧化糖化低密度脂蛋白（G-OX-LDL）。Lyons 认为 G-OX-LDL 除本身易发生脂质过氧化反应造成组织损伤外，它对糖尿病合并动脉粥样硬化的形成要比单独糖化脂蛋白更明显。此外，在 LDL 等蛋白质糖化过程中产生自由基，导致 LDL 的氧化修饰生成 OX-LDL。OX-LDL 有较强的细胞毒性和致动脉粥样硬化作用，G-LDL 与 OX-LDL 有协同效应共同促进血管壁硬化病变。因此，控制糖化反应同时又控制氧化反应对于糖尿病患者对血管并发症的预防可能有重要作用。血浆胰岛素水平绝对降低，能促进 AS 病灶形成，而糖尿病大鼠胰岛素低下时，同样可以导致 AS 的病理改变。实验中 STZ 糖尿病大鼠血糖持续增高，胰岛素水平降低，显示主动脉中层平滑肌细胞增殖与体内胰岛素水平有关。氨基胍、维生素 C 对大血管的保护作用并不依赖于体内胰岛素、血糖和血压水平的改变，本研究中使用氨基胍和维生素 C 抑制糖化蛋白质的生成，能降低糖化血红蛋白、糖化低密度脂蛋白，能调节糖尿病大鼠的血脂水平，增强主动脉壁内膜硫酸肝素蛋白表达，稳定主动脉壁屏障，并同时使纤维连接蛋白含量表达降低，基膜粘连蛋白 $B_1$、Ⅳ型胶原 $\alpha_1$ 基因表达显著下调，降低血清中Ⅳ型胶原、基膜粘连蛋白，减少血管细胞外基质的增生、堆积，起到抗氧化和抗蛋白质非酶糖化的双重作用，两药有明显协同作用，表明其对糖尿病大血管并发症有一定防治作用。故本实验提示，如果糖尿病早期使用氨基胍和维生素 C 将能减少动脉细胞外基质合成，从而延缓大动脉结构改变的进程，氨基胍和维生素 C 对糖尿病大血管并发症防治可能有着积极的意义。

### 2. 氨基胍和维生素 C 对微血管（肾脏）并发症的影响

糖尿病肾病是糖尿病常见而难治的微血管并发症，其发生率可达 47.66%，主要临床表现为蛋白尿、肾功能减退，后期可出现尿毒症，已成为终末期肾病的第一病因。目前，其发病机制还不清楚，尚无理想的治疗措施，更缺乏针对性强的药物。STZ 糖尿病大鼠是目前国际上普遍采用的研究 DN 的动物模型，本实验建模 4 组大鼠血糖平均值为 21.3～23.5mmol/L，尿糖＋＋＋～＋＋＋＋，实验结束时模型组尿素氮、血肌酐、24h 尿白蛋白排泄率较正常组增加，而内生肌酐清除率下降，表明这种模型是研究 DN 的一个成功模型。近年研究表明，在糖尿病慢性高血糖环境下，肾小球基底膜和细胞外基质发生非酶糖基化，最后形成糖基化终产物堆积，从而引起肾小球基底膜增厚，通透性增加，毛细血管管腔狭窄及细胞外基质积聚，是引起糖尿病性肾小球硬化症至关重要的生化基础。肾小球细胞外基质（ECM）沉积是其主要的病理改变，ECM 主要由 IV 型胶原、层粘连蛋白、纤维连接蛋白等组成，其生理状态下处于一种快速更新代谢的动态平衡过程中，该过程失衡是导致肾小球组织结构破坏乃至肾小球硬化的关键性病理过程。硫酸乙酰肝素蛋白多糖（HSPG）是肾小球基底膜的重要组成成分，它的侧链含有大量负电荷，对肾小球基底膜电荷选择性屏障防止蛋白漏出有重要作用。糖尿病肾病病理特点是肾脏肥大，肾小球基底膜增厚和肾小球系膜区为主的细胞外基质（ECM）进行性积聚。IV 型胶原、层粘连蛋白为正常肾小球系膜基质，是肾小球毛细血管基膜的重要成分，约占肾小球基底膜（GBM）干重的 50%。影响 IV 型胶原水平的主要因素包括：第一，高血糖可上调稳定状态，促进细胞合成 IV 型胶原；第二，蛋白质非酶糖基化反应使 IV 型胶原正常交联受阻，同时使 IV 型胶原稳定性增强，而使其降解减少；第三，糖基化终末产物（AGEs）诱导细胞因子等促进 ECM 积聚。尿蛋白排泄率（UAE）是 DN 诊断的金标准，糖尿病肾病的临床诊断依据白蛋白尿的出现。血清 IV-C、LN 和 UAE 的联合检测可能作为 DN 的监控制指标，延缓或减少 UAE 可以延缓 DN 的发生发展。蛋白尿的病理生理机制包括肾小球内静水压增高、肾小球滤过膜负电荷屏障破坏、肾小球滤过膜孔径增大或断裂。肾小球电荷屏障指由内皮及上皮细胞上的涎蛋白及基底膜内、外稀疏层上含硫酸乙酰肝素的蛋白多糖共同组成的多价阴电荷层，硫酸乙酰肝素蛋白多糖的硫酸乙酰肝素侧链带有大量负电荷，是组成肾小球电荷选择性屏障的主要成分，糖尿病肾病早期白蛋白尿（选择性蛋白尿）的出现是电荷屏障遭到破坏的结果。所以说糖尿病肾病患者肾小球基底膜上大量硫酸乙酰肝素蛋白多糖丧失是导致白蛋白尿的主要原因。在本实验中，病程 8 周、16 周模型组大鼠血清Ⅳ-C、LN 和 UAE 均升高，与前人报道一致。糖化血红蛋白升高，肾小球微血管细胞外基质与 HbA1c 之间有明显相关性，而 HbA1c 水平在一定程度上反映体内 AGEs 的水平。大量临床观察和动物实验表明，高血糖造成自由基的形成与清除失调是导致糖尿病血管病变的重要原因之一，在未出现肾脏形态学改变之前的糖尿病早期，自由基代谢明显紊乱，脂质氧化水平显著升高。脂质过氧化物可直接损伤肾小球基底膜和血管内皮膜，肾脏氧化应激还能刺激细胞增殖，使肾小球细胞外基质（ECM）增加，并使肾小球基底膜的主要成分Ⅳ型胶原等基质蛋白发生交联，血管通透性增加，并伴有转化生长因子 β（TGFβ）的转录，细胞合成胶原蛋白增加，降解减少，引起基底膜增厚，肾小球肥大和硬化，导致糖尿病肾病产生和发展。有文献报道，自由基可能还参与糖尿病早期肾小球血流动力学的变化过程。微血管的损害是糖尿病肾病产生的主要机制，而氧化应激在糖尿病血管病变的发生过程中扮演着重要的角色。目前还有充分证据表明，体内高浓度葡萄糖与蛋白质发生非酶化促糖反应（糖基化）及由此形成 AGEs 在糖尿病肾病的发生、发展中起重要的作用。糖基化和氧化是两个密切相连的生化过程，氧化作用促进糖基化反应和 AGEs 的形成；AGEs 的形成过程及其受体介导细胞效应时可产生自由基，引起氧化应激，两者可以形成恶性循环，两者相互促进，可能协同参与糖尿病肾病的发病过程。

本研究表明，在糖尿病模型建立 8 周后，大鼠的血糖、血脂明显增高，而且尿蛋白显著增加，肾重/体重指数提升，这说明已经存在糖尿病肾病。根据李才教授的研究，此时模型组大鼠仍处于糖尿病肾病早期。前人已研究发现氨基胍不影响正常大鼠尿蛋白排泄率，并且链脲佐菌素诱导的糖尿病补充维生素 C 可降低蛋白尿和缓解肾小球肿大。本研究亦证实：氨基胍、维生素 C 均能降低糖尿病大鼠的尿素氮、血肌酐、24h 尿白蛋白排泄率，增加内生肌酐清除率。对肾组织血管细胞外基质而言，氨基胍、维生素 C 增强硫酸肝素蛋白表达，稳定肾小球电荷屏障，降低基底膜的通透性，从而可降低蛋白尿。并同时使纤维连接蛋白含量表达降低，基膜粘连蛋白 $B_1$、Ⅳ型胶原 $\alpha_1$ 基因表达显著下调，降低血清中Ⅳ型胶原、基膜粘连蛋白，减少血管细胞外基质的增生、堆积及非酶糖基化，从而延缓肾微动脉硬化的过程。维生素 C、氨基胍改善肾功能，保护肾微动脉，不是通过降低血糖、降血压、升高胰岛素发挥作用，可能分别通过糖尿病大鼠抑制肾脏氧化应激和抑制 AGEs 的形成，从而进一步阻碍氧化糖基化反应而起作用，两药合用明显有协同作用。

## 五、结论

① 氨基胍、维生素 C 无降糖、降血压、升高胰岛素的作用。氨基胍、维生素 C 能降低糖化血红蛋白、尿素氮、血肌酐、24h 尿蛋白排泄率、糖化低密度脂蛋白，增加内生肌酐清除率，维生素 C 能降低糖尿病大鼠的甘油三酯、胆固醇、低密度脂蛋白，升高高密度脂蛋白等作用。

② 氨基胍、维生素 C 对糖尿病大鼠血管有保护作用。

③ 氨基胍、维生素 C 对糖尿病血管并发症中的保护机制可能是：调节血脂；降低血清中Ⅳ型胶原、基膜粘连蛋白的含量；抑制大血管（主动脉壁）和微血管（肾脏）细胞外基质（基膜粘连蛋白 $B_1$ 基因、Ⅳ型胶原 $\alpha_1$ 基因、纤维连接蛋白）的表达；增强硫酸肝素蛋白的表达。

④ 氨基胍和维生素 C 联合应用，对血管具有协同保护作用。

## 参考文献

[1] Shah M S, Brownlee M. Molecular and Cellular Mechanisms of Cardiovascular Disorders in Diabetes[J]. Circ Res, 2016, 27; 118 (11): 1808-29.

[2] 李强翔，钟惠菊，龚汉仁，等. 复方葛根素对糖尿病肾病Ⅳ型胶原的作用[J]. 中华预防医学杂志，2008，42 (4)：254-259.

[3] Li Q, Ao X, Du Y, et al. Effects of aminoguanidine and vitamin C on collagen type Ⅳ in diabetic nephropathy rats. Endocrine[J]. 2011, 39 (3)：251-8.

[4] 李强翔. 动脉粥样硬化 GK 大鼠主动脉病变超声及超微结构变化的研究[J]. 中国糖尿病杂志，2010，18 (10)：770-73.

[5] 徐瑞生，姜宗来，张传森，等. 糖尿病大鼠主动脉的重建. 解剖报[J]，2001，

31：1.

[6]  Qin H，Ishiwata T，Wang R，et al. Effects of extracellular matrix on phenol type modulation and MAPK transduction of rat aortics mooth muscle cells in vitro[J]. ExpMol Pathol，2000，69（2）：79.

[7]  Brings S，Fleming T，Freichel M，et al. Dicarbonyls and Advanced Glycation End-Products in the Development of Diabetic Complications and Targets for Intervention[J]. Int J Mol Sci，2017，5；18（5）：984.

[8]  Mao L，Yin R，Yang L，et al. Role of advanced glycation end products on vascular smooth muscle cells under diabetic atherosclerosis[J]. Front Endocrinol (Lausanne)，2022，31（13）：983723.

[9]  文晖，林善铁. 氟伐他汀对糖尿病大鼠肾脏转化因子 B1 表达的影响[J]. 中华肾脏病杂志，1999（2）：86-89.

[10]  张玉静，刘倩. 糖尿病肾病患者外周血 LncRNA KCNQ1OT1 表达与氧化应激水平及 TGF-β1/p38MAPK 通路的关系[J]. 中国老年学杂志，2022，42（17）：4200-4204.

[11]  蔡柳，李强翔. SGLT-2 抑制剂对糖尿病肾病影响的研究进展[J]. 右江医学，2020；48（8）：565-569.

[12]  李才. 疾病模型与实验病理学[M]. 长春：吉林大学出版社，2002.

[13]  Figarola J L，Scott S，Loera S，et al. LR-90 a new advanced glycation end product inhibitor prevents progression of diabetic nephropathy in streptozotocin-diabetic rats[J]. Diabetologia，2003，46（8）：1140-1152.

[14]  Raven P A，De Rubertis F R，Kagan V E，et al. Effects of supple mentation with vitamin C or E on albuminuria，glomerular TGF-1，and glomerular size in diabetes[J]. J Am Soc Nepheol，1997，8：1405-1411.

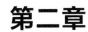

# 第二章

# rAAV2/1-Acrp30 对 GK 大鼠大血管病变的影响及机理研究

## 第一节　概述

随着我国人口老龄化程度加深及生活方式的改变，糖尿病及并发症已成为继肿瘤、心血管疾病之后第三大严重威胁人类健康的慢性非传染性疾病。脂肪细胞因子在糖尿病及并发症中处于重要地位已逐渐成为人们的共识。脂肪组织分泌的脂联素（adiponectin，APN，Acrp30），因具有调节糖脂代谢、抗炎和抗动脉粥样硬化的特性而倍受人们关注。研究表明，脂联素水平下降是糖尿病及心血管并发症的一个重要的独立危险因素，任何使脂联素水平增高或者正常化的方法都会对糖尿病大血管并发症的改善起到促进甚至治疗作用。

在目前国内外的研究中，通过两条途径提高局部或血脂联素水平，一是注射外源性脂联素，为达到稳定的血浓度，需要注射泵持续的注入。无论从经济性和便利性，该方法都不适用于临床应用。二是转基因治疗，目前以腺病毒为载体。腺病毒载体虽然有较高的转导率，但因不能整合入受者染色体中，目的基因只能一过性表达，腺病毒的基因组比较大，在转移外源基因的同时也表达大量病毒蛋白，机体很可能识别这些病毒蛋白，并将受感染的细胞杀灭，所以，腺病毒不能使外源基因在体内长期有效表达。

腺相关病毒（adeno-associated virus，AAV）载体具有转染效率高、表达稳定、表达持续时间长等优点成为目前基因治疗领域中备受瞩目的载体之一，它能整合入人体染色体 19q13.3qter 的特定区域，靶向整合既可避免随机整合可能出现的插入性突变而致肿瘤的危险，又能保证目的基因长期、稳定表达。具有长时程有效表达外源基因、无致病性、免疫原性低和基因定点整合等多项优点。在用于人类基因治疗常用病毒载体中，重组腺相关病毒（rAAV）载体是目前唯一没有引起人类宿主任何病理反应的载体。

目前已发现的 AAV 至少有 8 种血清型，即 AAV1～AAV8。它们主要区别在衣壳蛋白的不同，并因此导致各种血清型 AAV 对不同的组织和细胞有不同的感染效率。目前通用的 AAV 载体都是基于血清型 2，即 AAV2。但随着研究的深入，人们发现 AAV2 载体对一些组织细胞的转染效率较低，并且在正常人群中有 85% 存在主要针对 AAV2 的抗体。AAV1 和 AAV5 与 AAV2 等载体相比，AAV1 和 AAV5 载体在除神经组织外的其他组织，比如肌肉、主动脉、肝脏中的转导效率都普遍较高。

脂联素在糖尿病大血管并发症发病机制中起重要作用，因此研究其表达调控的影响因素及其作用机制至关重要。PPARs 家族属于大分子甾体激素核受体家族的成员。PPARs 在与配体结合后成为活化的转录因子，调控多种靶基因的表达。PPARs 有 3 种亚型：PPARα、PPARγ、PPARδ。已有的临床试验和动物研究表明，PPARα、PPARγ 激动剂对大血管具有保护作用。研究发现，PPARγ 激动剂噻唑烷二酮类药物（TZDs）可阻止 apoE 基因敲除小鼠的动脉脂质条纹，并可通过上调肝脏 X 受体（LXR)-α 促进胆固醇逆转运蛋白的转录，加速胆固醇逆转运出巨噬细胞而发挥抗动脉粥样硬化作用。PPARγ 激动剂还具有促进巨噬细胞凋亡的作用，继而能够减轻斑块的形成。与 PPARγ 配体类似，脂联素在血管粥样病变处通过 NF-κB、AP-1、STAT 信号通路抑制 IL-6、环氧合酶、PKC 激酶、内皮素-1 及黏附分子表达，从而抑制单核细胞的聚集；抑制动脉粥样硬化斑块中泡沫细胞的形成和平滑肌细胞的增殖。

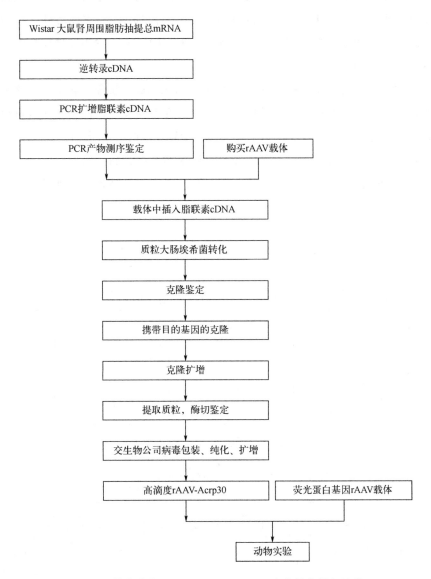

图 2-1　技术路线 1：rAAV2/1-Acrp30 病毒的获得与纯化

　　当前研究虽然发现脂联素的 2 种受体在血管粥样硬化病变处均能表达，但脂联素发挥作用的信号通路仍不清楚，我们推测是否提高局部或血脂联素水平将促进 PPARγ 的转录和激活，进而抑制 NF-KB 活性，减少黏附分子和清道夫受体的表达，抑制泡沫细胞的形成，发挥抗糖尿病大血管病变的作用。

　　本章拟以自发糖尿病大鼠（Goto-Kakizaki Rat）联合一氧化氮合酶抑制剂、高脂和高糖饮食建立糖尿病大血管病变动物模型，构建脂联素重组腺相关病毒载体（rAAV2/1-Acrp30），以无活性的荧光蛋白基因 rAAV 载体为对照，在观察脂联素基因转移对糖尿病大血管病变保护的同时，从 PPARγ 的转录和激活的角度探讨其作用机制。实验技术路线见图 2-1～图 2-3。

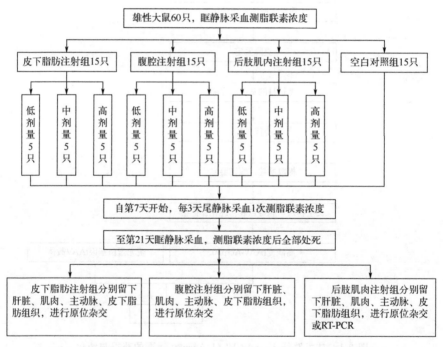

图 2-2　技术路线 2：rAAV2/1-Acrp30 在大鼠体内表达的比较研究

rAAV2/1-Acrp30 低剂量，$1 \times 10^9$ vg/mL；中剂量，$1 \times 10^{10}$ vg/mL；

高剂量，$1 \times 10^{11}$ vg/mL

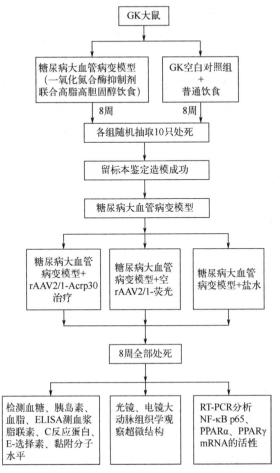

图 2-3　技术路线 3：rAAV2/1-Acrp30 对 GK 大鼠大血管病变的影响及机理

# 第二节　rAAV2/1-Acrp30 病毒的获得与纯化

众多研究表明：脂联素（adiponectin，APN，Acrp30）能改善胰岛素敏感性和脂质代谢、拮抗动脉粥样硬化的形成，且在肥胖及 2 型糖尿病患者尚未发现对脂联素的抵抗，脂联素已成为糖尿病防治研究的热点。腺相关病毒（adeno-associated virus，AAV）载体是目前基因治疗中采用的很有前景的载体系统，腺相关病毒对人类无致病性，其复制需要其他病毒的辅助，是复制缺陷型病毒。因此是目前安全性最好的病毒载体之一。作为载体，腺相关病毒能感染的宿主细胞类型广泛，包括分裂期和静止期的多种细胞，其免疫原性极低，且能定点整合到宿主细胞的基因组中。因此即使是在免疫功能正常的个体，腺相关病毒也能携带外源基因进入并长期表达。腺相关病毒载体已成为基因治疗及其他基因转移操作中备受青睐的工具，为深入研究其功能，在本实验中，笔者克隆了大鼠脂联素基因，并在国内首次构建了大鼠脂联素重组腺相关病毒载体，为脂联素基因功能进一步研究和进行 GK 大鼠脂联素基因治疗的实验研究打下基础。

## 一、仪器与试剂

### （一）主要实验仪器

医用超净工作台；低温高速离心机；梯度 PCR 仪；核酸蛋白定量分析仪；凝胶图像分析系统；荧光显微镜；倒置显微镜；－80℃冰箱；超声细胞破碎仪；制冰机；超纯水仪；全自动酶标检测仪；电泳仪（Bio-Rad 公司）；$CO_2$ 培养箱；pH 计；恒温震荡摇床；电子天平；可调微量加样枪；普通冰箱；电热恒温箱；冷冻离心机；台式离心机。

### （二）试剂

Trizol 试剂；氯仿；异丙醇；100％乙醇；焦碳酸二乙酸（DEPC）；75％乙醇（以 DEPC 处理的水配制）；无 RNA 酶的水；逆转录 cDNA 合成试剂盒；Mark；T 载体（pMD18-T simple vector）；DNA 胶回收试剂盒；rAAV2/1 表达载体 pAM/CAG 及辅助质粒 pAd/H22；兔抗鼠脂联素多克隆抗体；二抗；人胚肾 293 细胞；Super Script TMP ream plification System、限制性内切酶试剂；PCR 试剂盒；小量质粒抽提试剂盒、QIA quick Gel Extraction Kit；Benzonase 和辣根过氧化酶标记的抗兔 IgG；BCA Protein assay；PVDF 膜；脂联素 ELISA 试剂盒；ECLKit。

主要试剂配制如下。

（1）DEPC 水　1mL DEPC 中加双蒸水到 1000mL。

（2）75％乙醇　75mL 无水乙醇，加入 25mL DEPC 水（已灭菌）。

（3）10mg/mL 溴化乙啶　0.1g 溴化乙啶溶于双蒸水中定容至 10mL，充分搅拌完全溶解后，铝箔包裹容器。

（4）6×加样缓冲液　30mL 双蒸水中溶解 25g 蔗糖（分子量 342.23），加入 8.33mL 1.2％溴酚蓝，定容至 50mL，再加几滴 NaOH 将溶液调成蓝色（0.02％溴酚蓝，50％葡萄糖）。

（5）10×TBE 缓冲液　800mL 双蒸水中溶解 121.10g Tris 碱、51.35g 硼酸、3.72g EDTA-Na$_2$，定容至 1000mL，4℃保存，出现沉淀即弃之。

（6）溶液 I　50mmol/L 葡萄糖，25mmol/L Tris.Cl（pH 8.0），10mmol/L EDTA（pH 8.0）。

溶液 I 可成批配制，每瓶约 100mL，在 $6.895 \times 10^4$ Pa（10lbf/in$^2$）高压下蒸汽灭菌 15min，贮存于 4℃。

（7）溶液 II　0.2mol/L NaOH（临用前用 10mol/L 贮存液现用现稀释）1％ SDS。

（8）溶液 III　5mol/L 乙酸钾 60mL，冰乙酸 11.5mL，水 28.5mL。

## 二、大鼠脂联素 cDNA 的克隆及序列测定

（1）新鲜 Wistar 大鼠肾周围脂肪组织 500mg，迅速置于液氮中。从液氮中取出肾周围脂肪组织，剪取 50～100mg 于 1mL Trizol 中，匀浆。应用 Trizol 试剂抽提其总 RNA，以此为模版、Oligo（dT）为引物，经 Super Script TMP ream plification System 反转录 cDNA 第一链。

（2）RT 产物用于常规 PCR 扩增，登陆 NCBI Genebank 获取目的 gene，分析 Rattus norvegicus adiponectin（序列号 NM_144744）CDS 序列上的酶切位点。PCR 引物根据人鼠脂联素基因设计，上下游引物分别含有 Sal I 和 EcoR I 酶切位点，设计上游引物如下（gaattc 为 EcoR I 酶切位点，AAA 为保护性碱基，GCCACC 为 Kozak 序列，此序列有助于增强基因的表达），下游引物（带 Sal I 酶切位点：gtcgac、agc 为保护性碱基）5′ AAAGAATTCGCCACCATGCTACTGTTGCAAGC-GCT3′；5′ AGCGTCGACTCAGTTGGTATCATGGTAGAGAAG 3′ PCR 反应条件：94℃ 45s；58℃ 45s；72℃ 60s；30 个循环。72℃ 10min。PCR 产物以琼脂糖凝胶电泳鉴定，胶回收目的片段。

（3）采用 UNIQ-10 柱式 DNA 胶回收试剂盒；回收产物采用 eppendorf Bio Photometer 紫外分光光度计测定浓度为 40ng/μL（注吸出 2μL 回收产物，稀释 100 倍后置于仪器内，选取 DNA 浓度测定选项，即得到浓度）；PCR 产物平末端加 A（由于高保真酶 kod-plus 扩增的 PCR 产物为平末端，因此 PCR 产物需先加 A 再连接到 T 载体）；连接和转化：T

载体 22℃，连接 2h。将 10μL 连接产物与 150μL DH5a 感受态混匀冰上放置 30min，42℃，90s，冰上 5min，然后加入 700μL 无抗性的 LB 培养基，于 37℃，250r/min 培养 1h 后，3000r/min 离心 5min，去除大部分液体，剩 100μL 液体重悬沉淀，将其全部铺在 Amp＋抗性的固体培养基平板，37℃培养过夜，平板上有克隆长出，挑取一些克隆进行阳性鉴定。PCR 鉴定阳性克隆、测序和质粒抽提；采用碱裂解法小量抽提质粒。

① 将细菌沉淀，所得重悬于 100μL 用冰预冷的溶液Ⅰ中，剧烈振荡。须确使细菌沉淀在溶液Ⅰ中完全分散，将两个微量离心管的底部互相接触振荡，可使沉淀迅速分散。

② 加 200μL 新配制的溶液Ⅱ。盖紧管口，快速颠倒离心管 5 次，以混合内容物。应确保离心管的整个内表面均与溶液Ⅱ接触。不要振荡，将离心管放置于冰上。

③ 加 150μL 用冰预冷的溶液Ⅲ。盖紧管口，将管倒置后和地振荡 10s 溶液Ⅲ在黏稠的细菌裂解物中分散均匀，之后将管置于冰上 3～5min。

### 三、pSNAV2.0-Acrp30 质粒构建

构建方案：用上游带有 EcoRⅠ位点下游带有 SalⅠ位点的引物，以 pUC19-Acrp30 质粒为模板扩增 Acrp30 基因，PCR 产物回收；SalⅠ和 EcoRⅠ双酶切 Acrp30 PCR 回收产物，再回收；SalⅠ和 EcoRⅠ双酶切 pSNAV2.0 载体，回收；连接 2 和 3 片段，转化，挑取单克隆培养；PCR 及 SalⅠ和 EcoRⅠ双酶切鉴定重组质粒；鉴定正确者，送测序。

### 四、AAV2/1-Acrp30 包装实验流程简述

#### (一) 载体细胞株的建立

按 Invitrogen 公司产品说明书提供的方法，用 Lipofectamine 2000 将 pSNAV-Acrp30 质粒转染六孔板中的 BHK-21 细胞，24h 后，用 800μg/mL G418 选择培养。待抗性克隆生长至孔底面积的二分之一左右时，用胰酶消化，继续用 G418 选择培养直至细胞长满，代代后换用不含 G418 的培养液。获得抗药克隆细胞株。将此混合细胞株命名为 BHK/Acrp30。

#### (二) rAAV2/1-Acrp30 的大规模制备

将 rAAV2/1-Acrp30 的生产细胞株用转瓶（110mm × 480mm，

Wheaton 公司产品）培养，细胞长满后（约为 $8 \times 10^8$ 个细胞）用 HSV1-rc/ML2 感染 [感染复数（MOI）为 0.1]。待 48h 细胞完全病变、容易脱落时，盖紧瓶盖剧烈振摇，将瓶壁上的细胞全部洗脱至培养液中，估算其体积，分装至 500mL 三角烧瓶中，250mL/瓶，用于下一步纯化。

**（三）rAAV2/1-Acrp30 的纯化及纯度检测**

纯化步骤见图 2-4。总回收率＝终产物的病毒颗粒数/起始物的病毒颗粒数。按文献方法灌制 SDS-PAGE 分离胶和积层胶，分离胶浓度为10%。分别按每个加样孔加样 $15\mu g$。电泳完毕后用考马斯亮蓝染色，用相应的脱色液脱色直到显出低背景的、清晰的条带。rAAV2/1-Acrp30 纯度的测定采用凝胶扫描图像分析系统进行。

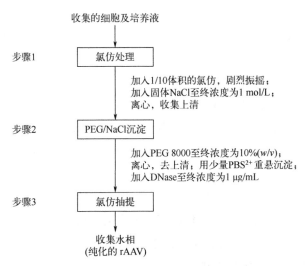

图 2-4　三步法分离浓缩纯化 rAAV2/1-Acrp30 示意图

# 五、病毒 rAAV2/1-Acrp30 滴度和体外细胞感染效率的测定

## （一）测定病毒 rAAV2/1-Acrp30 滴度

用地高辛标记的 CMV 探针点杂交方法检测病毒液中 rAAV2/1-Acrp30 的物理滴度 [以病毒基因组数/毫升（vg/mL）表示]。将质粒pSNAV-Acrp30 准确定量，用稀释缓冲液以一系列稀释度稀释后点到尼龙膜上；待测的病毒液 rAAV2/1-Acrp30 样品用 DNase I和 RNase（终浓度均为 $1\mu g/mL$）于 37℃消化 1h。提取 rAAV2/1 DNA，沸水浴 5min 变

性之后置于冰浴中。用试剂盒提供的稀释缓冲液以一定比例做系列稀释后点膜。预杂交、杂交、洗膜、显色按试剂盒说明书进行。通过计算 pSNAV-Acrp30 的拷贝数，再乘以与其杂交信号强度一致的病毒液样品的稀释倍数而得出 rAAV2/1-Acrp30 的物理滴度。

### （二）Westernblot 法检测目的蛋白脂联素的表达

计数 $2 \times 10^5$ 细胞于六孔细胞培养板，24h 后，取病毒 $2\mu L$ 用 PBS 稀释后，感染 HEK293 细胞，72h 后，按下述方法提取细胞蛋白。

#### 1. 提取细胞蛋白

收集细胞培养基后用 PBS 小心洗涤两遍，加入 $2 \times$ sample buffer 细胞裂解液将细胞裂解下来，用细胞刮子刮取细胞，将裂解液转移至预冷的 EP 管中。

12000g 低温离心 10min 沉淀细胞碎片，上清即为蛋白提取液，将上清转移至预冷的 EP 管中。

#### 2. BCA 蛋白定量法测定蛋白浓度

操作按试剂盒说明书进行，具体步骤如下。

蛋白定量工作液的配制：将试剂盒的 A 液与 B 液按 50：1 的比例混合后摇匀，即成蛋白定量工作液。根据待测蛋白总体积数确定所需 A 液与 B 液的体积。

蛋白定量标准液的配制：将试剂盒提供的蛋白标准品（2.0mg/mL BSA）按说明书用去离子水稀释成不同浓度的蛋白标准液。

EP 管中分别加入各待检蛋白溶液及标准蛋白溶液 $100\mu L$，再分别加入 2.0mL BCA 蛋白定量工作液。

将各管置于 37℃ 恒温水箱内孵育 30min，取出后自然冷却至常温。紫外分光光度计以去离子水调零，于 562nm 波长处分别测定空白对照管、标准蛋白管及待测蛋白管内溶液的吸光度值（OD 值）。各管 OD 值减去空白对照管 OD 值后得到最终 OD 值。

以标准蛋白管吸光度值及相应蛋白浓度利用 EXCEL 软件绘制标准曲线（图 2-5），得到直线回归方程，按方程根据各待测蛋白管 OD 值计算出各管待测样品相应蛋白浓度。

#### 3. SDS-PAGE 分析

取 $20\mu g$ 蛋白进行 SDS-PAGE 分析，进行 Western blot 检测，方法如下。

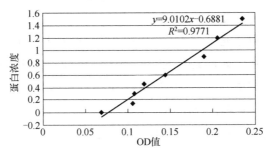

图 2-5　蛋白浓度标准曲线测定

（1）样品处理　根据蛋白浓度取 $20\mu g$ 样品加入溴酚蓝和 β-ME 后 100℃，变性 5min，冷却至室温，点离后上样（$20\mu g$/孔）。

（2）SDS-PAGE 胶的制备　将跑胶用的玻片、space 清洗干净后，固定在制胶槽上，配制分离胶。

A. 制备分离胶（10％ SDS-PAGE）

Sol. A：　　　　　　2.8mL

Sol. B：　　　　　　2.1mL

去离子水：　　　　　3.5mL

混匀以上液体后，再加

10％ APS：　　　　　$50\mu L$

TEMED：　　　　　　$10\mu L$

混匀后加入准备好的制胶槽中至适合高度，用正丁醇或去离子水覆盖。室温放置 30～60min，待下层胶聚合后制备堆积胶。

B. 制备堆积胶（5％ PAGE 胶）

Sol. A：　　　　　　0.67mL

Sol. C：　　　　　　1mL

去离子水：　　　　　2.3mL

混匀以上液体，再加

10％ APS：　　　　　$40\mu L$

TEMED：　　　　　　$5\mu L$

（3）上样及跑胶　待堆积胶聚合后，拔去梳子用去离子水冲洗加样孔除去残留的未聚合的胶，然后将玻璃板装入电泳槽中，将电泳缓冲液加入内外电泳槽中，确保凝胶的上部和底部都浸入缓冲液中，将样品加入上样孔中，以 80V 堆积胶电泳，分离胶 120V 电泳，待样品已跑至溴酚蓝带接近胶的底部，停止电泳。

（4）转膜　电泳完毕，将玻片架从电泳槽中取出，卸下玻片，取出凝胶，置入转膜夹中，转膜夹放入转膜槽中，100V，1.0h，转膜过程中换一次冰盒，转膜完毕，放入封闭液中封闭。

（5）封闭　用封闭液封闭 2h。

（6）加一抗　将封闭好的膜转入杂交袋中，加入 1∶500 稀释的兔抗脂联素多克隆抗体（吸取 10μL 抗体加入 5mL 封闭液中），排出气泡后用封口机封好杂交袋，在转鼓上转动过夜。

（7）洗一抗　用 0.1% Triton X-100/PBS 洗膜 3 次，每次 15min，洗时放在摇床上摇动。

（8）加二抗　将膜转入杂交袋中，加入稀释 10000 倍的二抗（取 0.5μL HRP 标记的山羊抗兔二抗加入 5mL 封闭液中），用封口机封好杂交袋，在转鼓上转动 1h。

（9）洗二抗　用 0.1%Triton X-100/PBS 洗四次，每次 20min，洗时放在摇床上摇动。

（10）加 ECL 液　从 ECL 试剂盒中分别取 Sol. A 1.0mL、Sol. B 25μL，混匀，将膜从 0.1% Triton X-100/PBS 中取出，放于保鲜膜上，使转有蛋白质的一面朝上，加 ECL 液于膜上，在膜上反应 5min 后，用镊子将膜从保鲜膜上夹取用滤纸上吸去部分多余的 ECL 液，再将膜放置在一新的保鲜膜上使转有蛋白质的一面朝上，用保鲜膜包好膜后，用透明胶固定在显影夹上于暗室中显影。

（11）曝光　在暗室中将 X 线片取出后，剪成适当大小，放在用保鲜膜包好的 PVDF 膜上，关上显影夹，曝光 3min 后，将膜放入显影液中显影，然后用自来水冲洗后，放入定影液中进行定影。

**（三）ELISA 检测病毒感染后细胞上清中脂联素的浓度**

**1. 操作步骤（参照北京天来生物公司 ELISA 试剂盒说明书）**

（1）准备好所有的试剂、工作液、标准品和待测标本，使用前将所有试剂置于室温，整个实验操作应在室温中进行（20～30℃）。

（2）从孔板的框架中移去多余的微量反应板条，立即将它们放回到装有干燥剂的试剂盒内，重新封好盒子以免暴露于空气中的水蒸气中。将其置于真空干燥的环境中。

（3）每孔加 50μL 标准品或待测标本，覆盖好孔板敷育 1h。加完最后一个待测标本后立即启动计时器开始计时。

（4）每孔加 200μL 洗涤液洗涤 5 次，颠倒反应孔板，甩尽孔内液体，在厚迭吸水纸上拍板 4～5 次以完全去除液体。

（5）每孔加 50μL 生物素化脂联素抗体，敷育 60min。

（6）每孔加 200μL 洗涤液洗涤 5 次，方法同上。

（7）每孔加抗生蛋白链菌素—过氧化酶结合物 50μL，敷育 30min。并打开酶标仪，提前设定好程序。

（8）每孔加 200μL 洗涤液洗涤 5 次，方法同上。

（9）每孔加发色底物 50μL，敷育约 8min 或直到出现明显蓝色为止。轻轻叩击反应板以保证充分混匀，并用移液管吹去孔内气泡。

（10）每孔加 50μL 终止液，孔板内液体颜色由蓝变黄。

（11）在酶标仪 450nm 波长处迅速读取吸光度值。

**2. 数据分析**

（1）每份标准品和标本重复测三次，取平均值。

（2）绘制标准曲线时，以标准浓度作为横坐标，其对应的 450nm 波长吸光度平均值作为纵坐标，用对数-对数曲线通过线性回归进行绘图。

（3）从标准曲线上计算出待测标本的浓度，并乘以稀释系数，即得出待测标本脂联素含量。

## 六、结果

**1. 取 1μg RNA 加 3 倍体积的甲醛上样缓冲液经甲醛变性胶电泳（结果见图 2-6）**

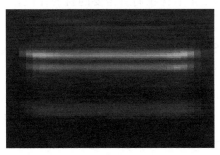

图 2-6　RNA 甲醛变性胶电泳图

大鼠脂联素总 RNA 的提取见图 2-7。

| 名称 | A260 | A280 | A260/A280 | C/(μg/μL) |
|---|---|---|---|---|
| 肾周围脂肪组织 | 0.265 | 0.114 | 1.84 | 1.33 |

图 2-7　大鼠脂联素总 RNA 的提取

### 2. PCR 产物于 2% 琼脂糖电泳并回收目的产物（结果见图 2-8）

结果提示：总 RNA 提取质量好，并获得 PCR 产物 Acrp30。

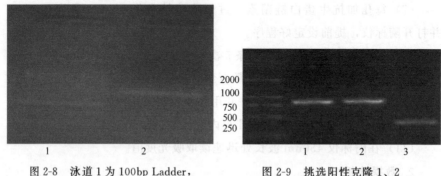

图 2-8　泳道 1 为 100bp Ladder，　　　　图 2-9　挑选阳性克隆 1、2
泳道 2 为 Acrp30 PCR 产物　　　　　　　（于上海英骏公司测序）

### 3. PCR 产物取 5μL 上样，2% 琼脂糖凝胶电泳（结果见图 2-9）

PCR 结果显示条带大小与预期符合。

### 4. 重组质粒 PCR 鉴定

取 5μL 酶切产物，与 1μL 6×Loading Buffer（Takara）混匀，在 1% 琼脂糖凝胶上电泳，质粒取 1μL 加水 4μL，再与 1μL 6×Loading Buffer（Takara）混匀上样，10V/cm 进行电泳。

电泳结果如图 2-10 所示。

从图中可看出 3、4 不含我们所需要的目的片段，5 片段大小为 700bp 与预期结果相同。

### 5. 重组质粒 pSNAV2.0-Acrp30 酶切鉴定

电泳结果如图 2-11 所示。

pSNAV2.0-Acrp30 质粒经 Sma I 单酶切预期能产生大小分别 4810bp、1113bp、1110bp 和 839bp 四条带，Sal I ＋EcoR I 双酶切预期能产生大小分别为 7kb 和 700bp 的两条带，而电泳结果与预期相符，该质粒经酶切鉴定正确。

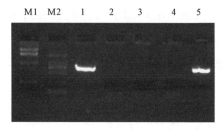

图 2-10　重组质粒 PCR 电泳结果图

M1：DL15000（Takara，上样量 5μL，条带大小分别为 15000bp、10000bp、7500bp、5000bp、2500bp、1000bp、250bp）

M2：DL2000（Takara，上样量 5μL，条带大小分别为 2000bp、1000bp、750bp、500bp、250bp、100bp）

1：pSNAV2.0-Acrp30 质粒

2：阴性对照

3、4、5：以 pSNAV-Acrp30 不同克隆所提取质粒 DNA 为模板的 PCR 产物

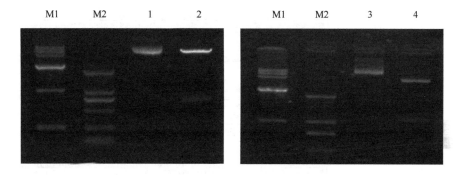

图 2-11　重组质粒 pSNAV2.0-Acrp30 酶切鉴定图

M1：DL15000（Takara，上样量 5μL，条带大小分别为 15000bp、10000bp、7500bp、5000bp、2500bp、1000bp、250bp）

M2：DL2000（Takara，上样量 5μL，条带大小分别为 2000bp、1000bp、750bp、500bp、250bp、100bp）

1、3：pSNAV2.0-Acrp30 质粒

2：SalⅠ＋EcoRⅠ双酶切 pSNAV2.0-Acrp30 质粒

4：SmaⅠ单酶切 pSNAV-Acrp30 质粒

### 6. 携带目的基因的质粒测序鉴定

对所测得序列与 Acrp30 CDS 进行比对。比对结果如下：

Sequence 1：质粒构建 pSNAV2.0-Acrp30 测定序列 Length＝1255（1..1255）

Sequence 2：Acrp30 CDS Length＝735（1..735），Score＝1386 bits

(721)，Expect ＝ 0. 0  Identities ＝ 735/735（100％），Gaps ＝ 0/735（0％）
Strand＝Plus/Minus

利用 BGH 测序引物进行测序，测序结果如图 2-12 所示。

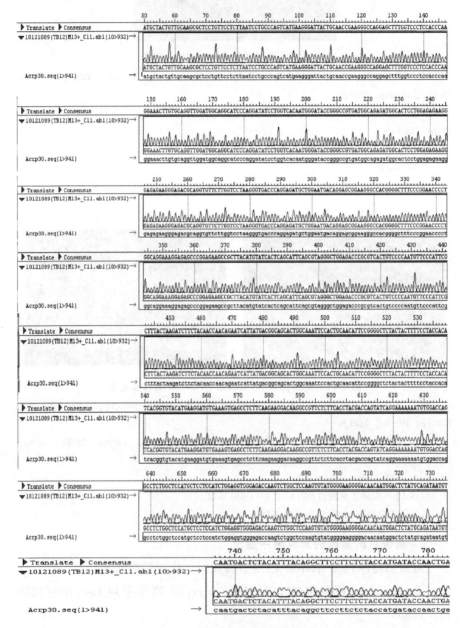

图 2-12  BGH 测序引物测序结果

pSNAV2.0-Acrp30 质粒，经 PCR、酶切鉴定以及英俊公司测序鉴定，构建正确。pSNAV-Acrp30 质粒图谱如图 2-13 所示。

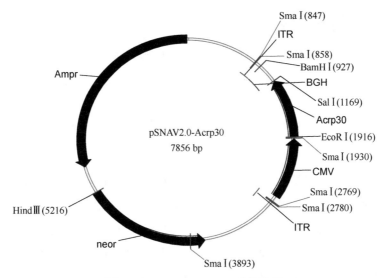

图 2-13　pSNAV-Acrp30 质粒图谱

### 7. rAAV2/1-Acrp30 纯度、物理滴度和病毒感染效率的测定

（1）rAAV2/1-Acrp30 纯度的测定　见图 2-14。

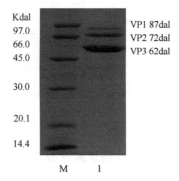

图 2-14　rAAV2/1-Acrp30 纯度测定图

结果如上，可见 3 条特征的蛋白染色带，即 VP1、VP2、VP3。其余杂带不明显，表明所纯化的重组 AAV2/1 病毒纯度很高。

（2）rAAV2/1-Acrp30 物理滴度测定　见图 2-15。

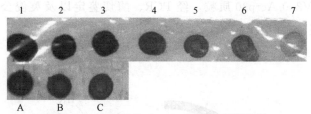

图 2-15　rAAV2/1-Acrp30 物理滴度测定图

1：$3 \times 10^{12}$ vg/mL；2：$2 \times 10^{12}$ vg/mL；3：$1 \times 10^{12}$ vg/mL；4：$5 \times 10^{11}$ vg/mL；

5：$2.5 \times 10^{11}$ vg/mL；6：$1.25 \times 10^{11}$ vg/mL；7：$6.25 \times 10^{10}$ vg/mL；

A：rAAV2/1-AcrP30 原液；B：rAAV2/1-AcrP30 稀释 2 倍；C：rAAV2/1-AcrP30 稀释 4 倍

（3）使用 rAAV2/1 EGFP 来检测病毒感染效率　计数 $5 \times 10^5$ 个细胞，接种到 6 孔细胞培养板，待生长 24h 后（约 $1 \times 10^6$ 个细胞）。取原液 $1 \mu$L 稀释到 10mL PBS 中，取 $10 \mu$L 加入细胞培养基中，感染 HEK293 细胞，72h 后观察荧光。感染效率约 95%。计算感染效率约 $1 \times 10^{12}$ IU/mL。荧光显微镜拍照，结果如图 2-16、图 2-17 所示。

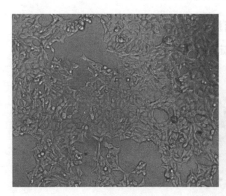

图 2-16　感染后可见光

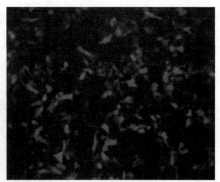

图 2-17　感染后荧光

## 8. Westernblot 法和 ELISA 检测检测目的蛋白脂联素的表达

在 rAAV2/1 脂联素处理组 HEK293 细胞蛋白泳道上在相应于其表达产物相对分子质量（30KD）的地方出现了特异性条带，而空 rAAV2/1（阴性对照）处理后细胞蛋白的泳道上在该位置未出现特异性条带（图 2-18），ELISA 检测病毒感染后细胞上清中脂联素的浓度 50ng/mL。

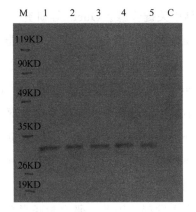

图 2-18　目的蛋白脂联素表达图

1、2、3、4、5：感染病毒 72h 后细胞裂解液；C：未感染病毒细胞上清细胞裂解液

## 七、讨论

脂联素是由脂肪细胞分泌的分子量为 28kD 的凝胶结合蛋白（GBP 28），是一种与细胞外基质相互作用的血浆蛋白，其基因定位于 3q27。全基因组扫描显示该区域存在 2 型糖尿病和代谢综合征的易感位点。脂联素能抑制脂质和炎症因子的形成，促进糖代谢，改善胰岛素抵抗。Adiponectin 基因敲除小鼠表现出胰岛素抵抗与糖耐量异常，而转基因鼠能明显改善胰岛素抵抗，提示低脂联素水平可能参与了肥胖、胰岛素抵抗与糖尿病发生过程。脂联素能不依赖于胰岛素水平而显著降低正常小鼠、ob/ob 小鼠、NOD（non-obese diabetic）和链脲霉素糖尿病鼠血糖水平。

脂联素在血中含量丰富，在生理水平，脂联素能特异性饱和地与动脉内皮细胞结合。对脂联素敲除小鼠动脉环的血管反应进行研究，相比较于野生型小鼠，结果显示基因敲除型小鼠对乙酰胆碱的血管舒张反应被削弱，而对硝普钠的反应却没什么改变，表明此种小鼠内皮信号传递出现了缺陷。另外，Kato 等通过对野生型和脂联素基因敲除小鼠进行研究，发现脂联素缺乏会增强血栓的发生及血小板的聚集。

脂联素可通过多个方面发挥抗动脉粥样硬化作用，通过抑制内皮细胞黏附因子的表达、平滑肌细胞的增殖以及巨噬细胞向泡沫细胞的转变，终止炎症反应、改善脂代谢等与动脉粥样硬化密切相关几个方面，发挥抗动脉粥样硬化作用。巨噬细胞通过其表面的清道夫受体过度摄取脂质成为泡沫细胞是 AS 发病机制中关键步骤。Ouchi 等研究了脂联素对人类单核细胞源的巨噬细胞中脂质沉积的作用，经生理浓度的脂联素处理，可降低细胞内胆固醇酯的含量，且脂联素在 mRNA 和蛋白质水平抑制 A 型清道夫受体的表达。Okamoto 等将表达人脂联素的腺病毒重组体处理载脂蛋白 E 缺陷小鼠后发现，小鼠主动脉窦处病变的发展被部分抑制了，腺病毒介导的脂联素进入脂纹处的泡沫细胞。由此可见，脂联素在糖尿病大血管并发症发病机制中起重要作用，脂联素与许多动脉粥样硬化的危险因素如高血压、血脂异常、性别、肥胖和糖尿病等密切相关，可能通过这些危险因素来调控粥样硬化的发生发展。因此，研究脂联素基因及其表达产物在大血管病变进程中的作用具有重要意义。

AAV 作为基因治疗的载体具有很多优点：作为一种非病原微生物，腺相关病毒是目前发现的唯一无致病性的单链 DNA 病毒，与已知的人类疾病无关；也是已知的唯一能与人基因组特异染色体定点整合的真核细胞缺陷病毒。AAV 有十一种 AAV 血清型，不同血清型具有新的趋向性和组织亲嗜性。rAAV2/1 具有靶向性，对肝脏、骨骼肌和主动脉有较高的感染效率，基于以上特点而开发的腺相关病毒载体是继腺病毒和逆转录病毒载体后出现的新型基因治疗工具，具有低免疫原性长期稳定表达携带的外源基因以及可感染分裂期和非分裂期的宿主细胞等特点，同时在理论上，能够减少由于转基因的随机整合而导致的突变概率。因此，本研究将 AAV2/1 作为载体研究脂联素基因功能和做好脂联素基因治疗前期工作具有很大价值，目前国内尚未见相关报道。

脂联素水平的降低可能参与糖尿病及心血管疾病的发生，增加脂联素在血液或局部靶器官的浓度可能为糖尿病心血管疾病提供一个全新的治疗手段，并可能作为一种新型的减肥方法来及早地预防某些肥胖相关性疾病的发生。本实验在克隆脂联素基因的基础上，在国内首次成功地进行了大鼠 rAAV2/1-Acrp30 的构建，并证实 rAAV2/1-Acrp30 感染 HEK293 细胞后，能够在真核细胞中成功表达，且分泌出细胞，具有良好的功能，实验获得的脂联素病毒载体滴度高、感染性好，可以满足 GK 大鼠脂联素基因治疗的研究需要，为进一步研究脂联素的功能以及对外源性脂联素基因治疗的探索提供了有力的工具。

# 第三节　rAAV2/1-Acrp30 在大鼠体内表达的比较研究

脂联素（adiponectin，APN，Acrp30）作为一种胰岛素超敏化激素可以促进骨骼肌细胞的脂肪酸氧化和糖吸收，明显加强胰岛素的糖原异生作用，抑制肝脏的糖生成；脂联素还可聚集损伤的血管内皮及内皮间隙，参与血管损伤修复。重组腺相关病毒（adeno-associated virus，AAV）载体不仅有较高的基因转染效率，而且有实现外源基因稳定表达的优势，故是目前基因治疗中应用最广泛的载体类型。本课题组在构建脂联素重组腺相关病毒（rAAV2/1-Acrp30）的基础上，观察通过不同途径、不同剂量注射 rAAV2/1-Acrp30，比较外源性脂联素在大鼠体内表达效率，为脂联素基因治疗打下基础。

## 一、材料和方法

### （一）材料和试剂

rAAV2/1-Acrp30 基因（滴度为 $10^{12}$ vg/mL）；地高辛标记的多相寡核苷酸探针 [探针序列：脂联素多相寡核苷酸杂交探针（adiponectin，Acrp30，5′地高辛标记，序列：5′＞CGTGATGTGGTAGGAAAAGTAG - TAGAGCC＜3′,5′＞ATAGAGTCCATTGTTGTCCCCTTCCCCAT＜3′），探针 1 和 2 适合于大鼠，探针 1 有多态性，有的大鼠差一个碱基。探针浓度：$8\mu g/mL$ 杂交液]。为了检测携带脂联素的病毒载体是否成功转导到了相应组织，选用病毒载体上游引物 5′ TAGAAG GCACAGTCGAGG 3′ 和脂联引物 5′ GGAACTTGGGGACAGTGAC 3′ 来进行 PCR 检测外源性脂联素 mRNA 水平，β-actin 上游引物的序列：5′ATGGTGGGTATGGGTCAGAA3′，下游引物的序列：5′TGGCCTTAGGGTTCAGAGG3′]；DAB；脂联素 ELISA 试剂盒；10％水合氯醛；其余试剂为中南大学湘雅医学院病理教研室提供。

### （二）实验仪器

分析天平；切片机；BX50 型光学显微镜；SHA-C 型恒温水浴振荡器；电热鼓风恒温干燥箱；医用超净工作台；低温高速离心机；梯度

PCR 仪；Hema 480 PCR 仪；核酸蛋白定量分析仪；凝胶图像分析系统；倒置显微镜 CK-40；−80℃冰箱；超声细胞破碎仪；制冰机；超纯水仪；全自动酶标检测仪；电泳仪；pH 计；恒温震荡摇床；AY120 型电子天平；Finnpipette 可调微量加样枪；BCD-236DB 型普通冰箱；HH-W21-420 型电热恒温箱；BRIGHT OTF 型恒温冷冻切片机；Hema TGL-18R 型冷冻离心机；TGL-16B 台式离心机。

### （三）实验动物

健康雄性 Wistar 大鼠 60 只，SP 级，体重 150～180g。月龄 2 个月。由中南大学湘雅医学院实验动物中心提供，合格证号：2006A028。饲养观察 1 周。实验期间自由饮水，摄食饲料为中南大学湘雅医学院实验动物中心提供的混合饲料，适应性喂养 1 周后进行实验。室温 18～28℃，相对湿度 62%～80%。

### （四）实验分组

根据基因治疗的不同途径和方式，60 只 Wistar 大鼠按照完全随机法分组：K 组（空白对照组，blank group）15 只，注射空病毒；A 组（右腹部皮下注射，subcutaneous injection group，sc group）15 只；B 组（腹腔注射组，intraperitoneal injection group，ip group）15 只；C 组（右后肢肌肉注射组，intramuscular injection of posterior limb group，im group）15 只。A、B、C、K 组按照转基因剂量不同随机分为 D 组（低剂量组）：$1 \times 10^9$ vg/mL；Z 组（中剂量组）：$1 \times 10^{10}$ vg/mL；G 组（高剂量组）：$1 \times 10^{11}$ vg/mL，每组各 5 只。

### （五）大鼠血清脂联素水平测定

按照脂联素 ELISA 试剂盒说明书测定脂联素浓度。

### （六）原位杂交染色

#### 1. 标本制作

实验第 7 天，各组大鼠眶静脉采血 1mL 测脂联素。第 21 天，大鼠经水合氯醛（1mg/kg，腹腔注射）麻醉后称体重，股动脉放血 5mL，测脂联素，迅速打开胸腔，将灌流针从心尖部位插入左心室至主动脉，快速灌注 100mL 生理盐水，500mL 生理盐水经心脏升主动脉压力反复灌洗至发白，灌毕约 30min 后，在主动脉弓下取胸主动脉（约 1cm），左下肢肌肉、左叶肝脏、腹部左下腹皮下脂肪，大小为 1.5cm×1.5cm，厚 2～

3mm，用预冷的生理盐水清洗，去除周围结缔组织，主动脉（约 1cm），右下肢肌肉、肝脏置于 4% 多聚甲醛（含 1：1000 焦碳酸二乙酯）中固定，固定 12h，石蜡包埋，连续切片，$6\mu m$ 厚者切片用于原位杂交染色；皮下脂肪脱水、包埋。将包埋组织放在 37℃ 恒温水浴箱孵育 5min 后放入液氮中数秒，采用 Bright 恒温冰冻切片机连续切片厚 $6\sim8\mu m$。冰冻切片固定液（A 液：福尔马林原液 5mL，纯乙醇 45mL，醋酸 0.5mL。B 液：饱和苦味酸。使用液：A 液 49mL 与 B 液 1mL 混合）固定 1min，封固。

### 2. 操作步骤

（1）脱蜡　标本先加入二甲苯 37℃，30min；再加入新鲜的二甲苯，室温 10min；然后经浓度逐渐下降的梯度酒精入水。

（2）去污剂处理　脱蜡后切片先用 PBS 洗 2 次，每次 3min；接着将切片浸入含 0.2% Triton X-100 的 PBS 内 15min，再用 PBS 洗两次。

（3）预处理　切片于 37℃ 下孵育 5min 使其完全干燥，用新鲜配制的 0.5% $H_2O_2$/甲醇室温处理 30min 以灭活内源性过氧化物酶，蒸馏水洗 3 遍。每片滴加 2~3 滴 1×Proteinase K，37℃ 孵育 20~30min。PBS 洗 3 次×5min，蒸馏水洗 1 次。

（4）RNA 原位杂交　生物素标记 DNA 探针在 95℃ 下变性 5min，然后立即冰浴，按探针制备比例按 1：9 和杂交液混合。每张切片加 1 滴 DNA 探针/杂交工作液，加盖 Parafilm。注意不要留有气泡。切片放入烤箱中 70℃，5~10min，以使 RNA 变性。将切片放入湿盒中，42℃，杂交过夜。揭 Parafilm 膜，30~37℃ 水温 2×SSC 洗涤 5min×2 次，0.5×SSC 洗涤 15min×1 次，0.2×SSC 洗涤 15min×2 次。滴加封闭液：37℃ 30min，甩去多余液体，不洗。滴加 1 滴 Strep-HRP，37℃（20~60min），0.5mL PBS 洗片（5min×4 次）。

（5）DAB 显色　使用 DAB 工作液 1~2 滴，加至标本上，一般显色 20~30min。若无背景出现可继续显色，充分水洗。苏木精复染，充分水洗。酒精脱水，二甲苯透明，中性树胶封片，显微镜下观察、拍照。杂交前切片用杂交液代替探针杂交液做阴性对照。

### 3. 原位杂交结果定性判别方法和图像处理

原位杂交组织化学染色，定位主动脉内膜，设阴性和阳性对照，在显微镜下根据作色程度按以下标准判定结果：①阴性（－~±），无黄色或微量淡黄色；②弱阳性（＋），淡黄色；③阳性（＋＋），黄色；④强阳性

（＋＋＋），深黄色或黄褐色。

采用计算机显微图像处理系统，在 400 倍放大倍数下，经标准灰密度校正后，随机取 10 个视野，各组分别在同等条件下测定对杂交信号结果的阳性染色物质的平均相对灰度值（平均灰度值减去平均背景灰度值）作为表达量的值（平均数±标准差表示）。所得数据进行统计学分析。参数如下：

窗体：长＝127，高＝64，$X$ 轴＝128，$Y$ 轴＝81。

### （七）肌内注射不同剂量 rAAV2/1-Acrp30 对大鼠肝脏、肌肉、脂肪、动脉组织脂联素 mRNA 水平表达影响的检测

采用半定量 RT-PCR 法。分别取大鼠肝脏、肌肉、脂肪、动脉组织 100mg 加入 1mL Trizol 按组织总 RNA 提取方法提取总 RNA。根据 260nm 与 280nm 的 OD 比值及琼脂糖凝胶电泳检测总 RNA 的纯度。A260：A280≥1.8，表明 RNA 的纯度高。取大鼠肝脏、肌肉、脂肪、动脉组织总 RNA 各 1μL，以 OligodT-Adaptor prime 为引物，按照 RT-PCR 试剂盒操作说明在 PCR 仪上进行逆转录，合成第一条 cDNA 链，总反应体积为 20μL，以 20μL 逆转录反应产物为模板，以脂联素特异性引物序列为引物，按 RT-PCR 试剂盒程序合成并扩增脂联素的 cDNA。具体如下：取逆转录产物 20μL，$Mg^{2+}$ 6μL，10×RNA PCR 缓冲液 8μL，脂联素上、下游引物各 1μL，内参照上下游引物各 1μL，Taq 酶 0.5μL，无菌蒸馏水 61.5μL，总反应体积 80μL，离心混匀后，按下列条件扩增：94℃变性 30s，58℃退火 30s，72℃延伸 1min，35 个循环，循环后 72℃ 10min。4℃保存 PCR 产物，取 5μL PCR 扩增产物，加 1μL 上样缓冲液混匀，在 1% 琼脂糖凝胶电泳（电压 70V、时间 2h）。以 DNA Marker 2.000 为 Marker，PCR 产物的大小为 450bp 左右，β-actin 产物长度为 214bp。结果用 BIO-BEST 凝胶成像系统成像并用密度扫描仪分析 PCR 产物带，为消除系统及定量误差，脂联素 mRNA 表达水平以相对 OD 表达量即 adiponection/β-actin 比率计算。

1. **动物一般情况观察**

每日观察大鼠饮食饮水量、精神状态、活动情况、大便性状及尿量、隔日测体重并加以记录。连续 2 天记录每只大鼠的饮水量、尿量（用代谢笼收集尿液），去其平均值作为最终数据。

2. **统计学处理**

各实验独立重复 3 次以上，重复性好，所有图表为重复实验的结果之

一。计量数值皆以 $\bar{x} \pm S$ 表示，利用 SPSS 13.0 软件进行统计分析。均数间比较采用 ANOVA，多重比较采用 LSD 检验法（最小显著差异法）或 SNK 法（多极差检验法），方差不齐的采用非参数检验的 H 检验，$P <$ 0.05 表示差异有显著性意义。

## 二、结果

### 1. 大鼠一般情况观察

各组大鼠体重有增加，精神状况良好，毛皮有光泽，动作自如，反应灵敏，饮水量、尿量、大便性状均正常，无发热、腹泻、抽搐等表现。

### 2. 不同剂量及途径导入 rAAV2/1-Acrp30 对大鼠不同时间点血清脂联素水平表达的影响

结果显示：在第 7 天、21 天，不同途径导入 rAAV2/1-Acrp30 组比较，大鼠血清脂联素水平血清脂联素水平无明显差异（$P > 0.05$），在高剂量肌肉注射组血清脂联素水平随时间延长，虽有上升趋势，但在统计学并无明显差异（$P > 0.05$），见表 2-1。

**表 2-1 不同方式导入 rAAV2/1-Acrp30 组大鼠血清脂联素水平的变化**

**（$n = 5$，$\bar{x} \pm S$，mg/L）**

| 组别 | D | | | Z | | | G | | |
|---|---|---|---|---|---|---|---|---|---|
| | 0 天 | 7 天 | 21 天 | 0 天 | 7 天 | 21 天 | 0 大 | 7 天 | 21 天 |
| K | 4.70± 1.52 | 4.81± 1.76 | 4.73± 1.84 | 4.45± 1.13 | 4.53± 0.97 | 4.58± 0.99 | 4.32± 1.13 | 4.53± 1.27 | 4.58± 1.39 |
| A | 4.29± 1.74 | 4.51± 1.33 | 4.62± 1.71 | 4.46± 1.16 | 4.67± 1.08 | 4.91± 1.14 | 4.17± 1.16 | 4.67± 1.08 | 4.84± 1.14 |
| B | 4.57± 1.51 | 4.03± 1.48 | 4.25± 1.49 | 4.29± 1.45 | 4.65± 1.11 | 4.70± 1.36 | 4.46± 1.22 | 4.71± 1.33 | 4.82± 1.61 |
| C | 4.34± 1.63 | 4.55± 1.75 | 4.36± 1.52 | 4.38± 1.16 | 4.52± 1.19 | 4.61± 1.28 | 4.42± 1.16 | 4.93± 1.41 | 5.07± 1.63 |

注：K 组（空白对照组）15 只，注射空病毒；A 组（皮下脂肪注射组）15 只；B 组（腹腔注射）15 只；C 组（后肢肌肉注射组）15 只。各组按照转基因剂量不同随机分为 D 组（低剂量组）：$1 \times 10^9$ vg/mL；Z 组（中剂量组）：$1 \times 10^{10}$ vg/mL；G 组（高剂量组）：$1 \times 10^{11}$ vg/mL。

### 3. 不同途径导入 rAAV2/1-Acrp30 对大鼠肝脏、肌肉、动脉内皮组织脂联素基因表达的影响

原位杂交结果（定量和定性比较）显示：空白对照组呈阴性（－～

±），与空白对照组比较，不同途径导入 rAAV2/1-Acrp30，肝细胞、肌肉细胞、动脉内皮细胞着色浓集，细胞胞浆均可见棕黄色颗粒颜色加深且数量增多，肝脏、肌肉、动脉内皮组织脂联素基因表达上调（$P<0.05$），呈阳性（＋＋），而在后肢肌肉注射组，肝细胞、肌肉细胞、动脉内皮细胞脂联素基因表达显著上调（$P<0.05$），呈强阳性（＋＋＋）。皮下脂肪注射组、腹腔注射组与后肢肌肉注射组比较，肝细胞、肌肉细胞、动脉内皮细胞着色浅淡稀疏（$P<0.05$），皮下脂肪注射组与腹腔注射组比较，脂肪细胞脂联素基因表达无差别（$P>0.05$），后肢肌肉注射组与皮下脂肪注射组、腹腔注射组比较，脂肪细胞脂联素基因表达无差别（$P>0.05$）见表2-2、图2-19～图2-38。

表 2-2　原位杂交检测不同途径导入组大鼠肝脏、肌肉、脂肪、主动脉内皮织脂联素基因表达的灰度值变化 （$\bar{x}\pm S$，$n=5$）

| 组别 | 肝脏 | 肌肉 | 主动脉 | 脂肪 |
| --- | --- | --- | --- | --- |
| K | 10.45±4.41 | 9.03±4.97 | 10.21±5.52 | 68.71±6.40 |
| A | 39.26±7.94[a] | 27.31±5.82[a] | 40.19±6.43[a] | 71.70±8.01 |
| B | 41.34±6.93[a] | 29.24±6.21[a] | 38.96±7.82[a] | 70.26±8.45 |
| C | 74.37±8.56[ab] | 48.64±8.13[ab] | 55.65±8.47[ab] | 72.69±7.38 |

注：[a]$P<0.05$vs K 组；[b]$P<0.05$vs A or B 组。

K组（空白对照组）5只，注射空病毒；A组（皮下脂肪注射组）5只；B组（腹腔注射组）5只；C组（后肢肌肉注射组）5只，以上均为高注射剂量组（$1\times10^{11}$vg/mL）。

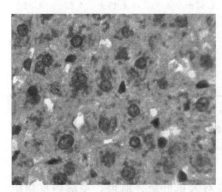
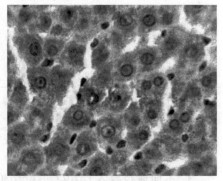

图 2-19　rAAV 2/1 作用 21 天后，空白组大鼠肝细胞 Acrp 30-mRNA 呈低阳性表达（原位杂交，DAB 染色，原始×400）

图 2-20　rAAV 2/1 作用 21 天后，SC 组大鼠肝细胞 Acrp 30-mRNA 呈低阳性表达（原位杂交，DAB 染色，原始×400）

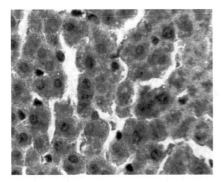

图 2-21　rAAV 2/1-Acrp 30 作用 21 天后，ip 组大鼠肝细胞 Acrp 30 mRNA 表达阳性（原位杂交，DAB 染色，原始×400）

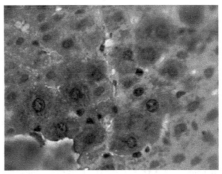

图 2-22　rAAV 2/1-Acrp 30 作用 21 天后，im 组大鼠肝细胞 Acrp 30 mRNA 呈强阳性表达（原位杂交，DAB 染色，原始×400）

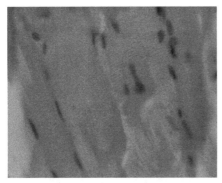

图 2-23　rAAV 2/1 作用 21 天后，空白组大鼠肌细胞中 Acrp 30 mRNA 呈低阳性表达（原位杂交，DAB 染色，原始×400）

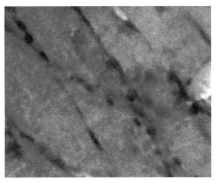

图 2-24　rAAV 2/1-Acrp 30 作用 21 天后，SC 组大鼠肌细胞内 Acrp 30 mRNA 呈阳性表达（原位杂交，DAB 染色，原始×400）

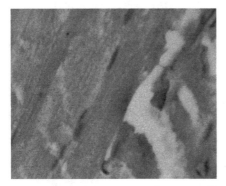

图 2-25　rAAV 2/1-Acrp 30 作用 21 天后，ip 组大鼠肌细胞内 Acrp 30 mRNA 呈阳性表达（原位杂交，DAB 染色，原始×400）

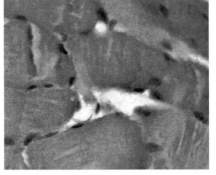

图 2-26　rAAV 2/1-Acrp 30 作用 21 天后，肌肉注射组大鼠肌细胞内 Acrp 30 mRNA 呈强阳性（原位杂交，DAB 染色，原始×400）

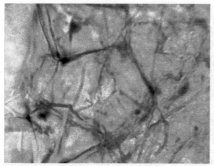

图 2-27 rAAV 2/1 作用 21 天后，空白组
大鼠脂肪细胞内 Acrp 30 mRNA 表达
阳性（原位杂交，DAB 染色，
原始×400）

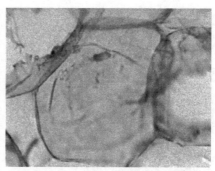

图 2-28 rAAV 2/1-Acrp 30 作用 21 天
后，SC 组大鼠脂肪细胞中 Acrp 30
mRNA 表达阳性（原位杂交，
DAB 染色，原始×400）

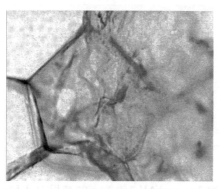

图 2-29 rAAV 2/1-Acrp 30 作用 21 天后，
腹腔注射组大鼠脂肪细胞中 Acrp 30
mRNA 表达阳性（原位杂交，
DAB 染色，原始×400）

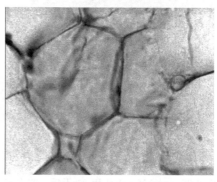

图 2-30 rAAV 2/1-Acrp 30 作用 21 天后，
肌肉注射组大鼠脂肪细胞中 Acrp 30
mRNA 表达阳性（原位杂交，
DAB 染色，原始×400）

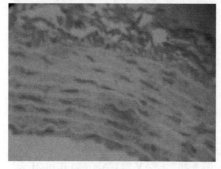

图 2-31 rAAV 2/1 作用 21 天后，空白组
大鼠主动脉壁内膜 Acrp 30 mRNA
呈低阳性（原位杂交，DAB 染色，
原始×400）

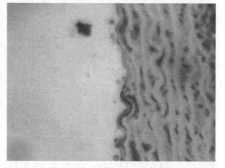

图 2-32 rAAV 2/1-Acrp 30 作用 21 天后，
SC 组大鼠主动脉壁内膜 Acrp 30
mRNA 表达阳性（原位杂交，
DAB 染色，原始×400）

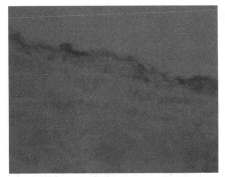

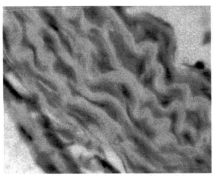

图 2-33　rAAV 2/1-Acrp 30 作用 21 天后，ip 组大鼠主动脉壁内膜 Acrp 30 mRNA 阳性（原位杂交，DAB 染色，原始×400）

图 2-34　rAAV 2/1-Acrp 30 作用 21 天后，im 组大鼠主动脉壁内膜 Acrp 30 mRNA 呈强阳性表达（原位杂交，DAB 染色，原始×400）

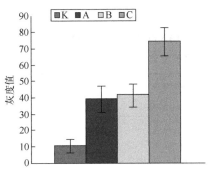

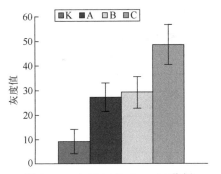

图 2-35　Acrp 30 的动态表达 rAAV2/1-Acrp 30 作用 21 天后大鼠肝脏中 mRNA 的动态表达

图 2-36　rAAV 2/1-Acrp 30 作用 21 天后大鼠肌肉中 Acrp 30 mRNA 的动态表达

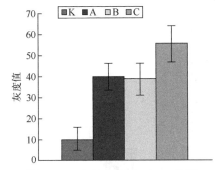

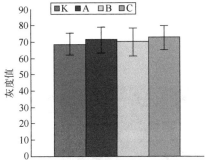

图 2-37　rAAV 2/1-Acrp 30 作用 21 天后大鼠主动脉内膜中 Acrp 30-mRNA 的动态表达

图 2-38　rAAV 2/1-Acrp 30 作用 21 天后大鼠脂肪中 mRNA 的动态表达

### 4. 肌内注射不同剂量 rAAV2/1-Acrp30 对大鼠肝脏、肌肉、动脉、脂肪组织脂联素基因表达的影响

各剂量组大鼠肝脏、肌肉、动脉组织脂联素基因 mRNA 经 RT-PCR 扩增得到 adiponection 与病毒载体上的正向引物 PCR 产物的大小 450bp 左右和 β-actin214bp 两个片段。β-actin 为内参照与 adiponection 扩增条件完全一致。图像分析结果（adiponection/β-actin）显示：在大鼠肝脏、肌肉、动脉组织中，AAV2/1-Acrp30 肌肉注射对感染组织的比较，Acrp30 表达与外源性 rAAV2/1-Acrp30 呈浓度依赖性，以高剂量组 Acrp30 基因表达最为明显（$P < 0.05$），未能检测到脂肪组织中外源性 Acrp30（表 2-3）。图 2-39～图 2-46 显示 RT-PCR 检测肌肉注射不同剂量 rAAV1-Acrp30 组大鼠肝脏、肌肉、动脉、脂肪组织脂联素基因表达及灰度值的变化（$\bar{x} \pm S$，$n = 5$）。

**表 2-3　RT-PCR 检测肌内注射不同剂量 rAAV1-Acrp30 组大鼠肝脏、**

**肌肉、动脉组织脂联素基因灰度值的变化（$\bar{x} \pm S$，$n = 5$）**

| 组别 | adiponection/β-actin | | |
| --- | --- | --- | --- |
| | 肌肉 | 动脉 | 肝脏 |
| K | $0.03 \pm 0.01$ | $0.01 \pm 0.00$ | $0.02 \pm 0.00$ |
| D | $0.11 \pm 0.05^a$ | $0.45 \pm 0.13^a$ | $0.59 \pm 0.22^a$ |
| Z | $0.20 \pm 0.04^{ab}$ | $0.79 \pm 0.27^{ab}$ | $1.52 \pm 0.31^{ab}$ |
| G | $0.39 \pm 0.18^{abc}$ | $1.23 \pm 0.30^{abc}$ | $3.01 \pm 0.64^{abc}$ |

注：[a]$P < 0.05$vs K 组；[b]$P < 0.05$vs D 或 K 组；[c]$P < 0.05$vs K 或 D 或 Z 组。

K组（空白对照组）5 只，注射空病毒；D组（低剂量组）$1 \times 10^9$ vg/mL；Z组（中剂量组）$1 \times 10^{10}$ vg/mL组；G组（高剂量组）$1 \times 10^{11}$ vg/mL组。

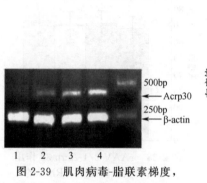

图 2-39　肌肉病毒-脂联素梯度，

第一栏为未感染病毒的对照

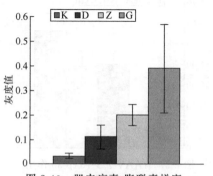

图 2-40　肌肉病毒-脂联素梯度

灰度值积比较

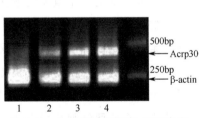

图 2-41 大鼠主动脉病毒-脂联素度，
第一栏为未感染病毒的对照

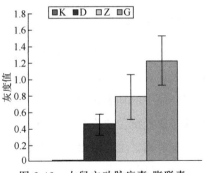

图 2-42 大鼠主动脉病毒-脂联素
梯度灰度值积比较

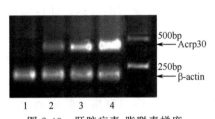

图 2-43 肝脏病毒-脂联素梯度，
第一栏为未感染病毒的对照

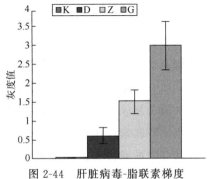

图 2-44 肝脏病毒-脂联素梯度
灰度值积比较

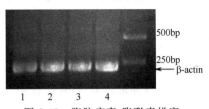

图 2-45 脂肪病毒-脂联素梯度，
第一栏为未感染病毒的对照

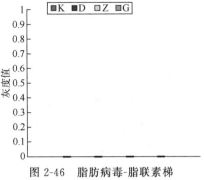

图 2-46 脂肪病毒-脂联素梯
度灰度值积比较

注：1—空白对照组；2—低剂量组 $1 \times 10^9$ vg/mL；3—中剂量组 $1 \times 10^{10}$ vg/mL；4—高剂量组 $1 \times 10^{11}$ vg/mL。

K 组（空白对照组）5 只，注射空病毒；D 组（低剂量组）$1 \times 10^9$ vg/mL；Z 组（中剂量组）$1 \times 10^{10}$ vg/mL 组；G 组（高剂量组）$1 \times 10^{11}$ vg/mL。

## 三、讨论

循环脂联素水平的下降是糖尿病及其心血管并发症的一个重要的独立危险因素。研究表明，在异常脂血症中观察到的低脂联素水平可以加速代谢综合征中的动脉粥样硬化，但在糖尿病胰岛素抵抗的研究中，发现大鼠的胰岛素抵抗主要发生在肝脏和骨骼肌。骨骼肌细胞的葡萄糖转化对胰岛素反应迟钝，主要涉及胰岛素信号转导途径的位点缺陷，其不仅由遗传因素决定，且与自分泌和旁分泌的效应相关。该现象在成肌细胞培养中已得到证实，说明大鼠的胰岛素抵抗由不同发生路径导致，最终均使氧化应激反应更加严重。而全身或局部脂联素升高可以增加脂肪酸氧化，降低肌肉和肝脏中的 TG 含量。主动脉内皮细胞经脂联素处理后，以剂量依赖的方式明显的抑制血管内皮细胞黏附分子、E-选择素、ICAM-1 等在主动脉内皮细胞表面的表达，抑制巨噬细胞上 A 族清道夫受体的表达，使巨噬细胞对脂质吞噬减少，不向泡沫细胞转化。

大量的脂联素随着血流在血管壁内流动，脂联素是否能进入血管壁呢？用抗脂联素抗体做免疫组织化学检查可以证明：如当血管内皮受损时，脂联素就通过与血管内膜中的胶原蛋白相互作用聚集在管壁的内膜下。在动物模型中，脂联素仅能在受损血管壁中被检测到，而在未受损伤的完整管壁中则测不到。

任何使脂联素水平增高或者正常化的方法都会对糖尿病大血管并发症的改善起到促进甚至治疗作用。在目前国内外的研究中，通过两条途径提高脂联素水平，第一注射外源性脂联素，为达到稳定的血浓度，需要注射泵持续的注入。无论从经济性和便利性，该方法暂不适用于临床应用。另一途径是转基因治疗，在基因治疗临床试验中，严重不良反应事件的发生已成为人们关注的焦点。主要原因是病毒载体插入原癌基因的位置附近并激活原癌基因的表达，导致恶性肿瘤的发生。当外源治疗基因具有靶向性，能定点整合到宿主基因的安全位点（多为生物进化中的退化位点，与细胞增殖、肿瘤抑制无关），既能克服随机插入导致的功能基因断裂、原癌基因激活及染色体缺失等潜在危险，又可实现治疗基因的长期表达。

有人将表达人脂联素的腺病毒转染 ApoE 缺乏的小鼠，第 14 天后动脉窦处的动脉粥样斑块形成被抑制了 30%，免疫组化分析显示腺病毒携带的脂联素转移入粥样硬化动脉处脂纹的泡沫细胞内，但腺病毒不能将外源基因整合到细胞染色体，不能使外源基因在体内长期有效表达。腺相关病毒载体具有转染效率高、表达稳定、表达持续时间长等优点成为目前基因治疗领域中备受瞩目的载体之一，靶向整合既可避免随机整合可能出现的插入性突变而致肿瘤的危险，又能保证目的基因长期、稳定表达。目前通用的 AAV 载体都是基于血清型 2，即 AAV2。但随着研究的深入，人们发现，AAV2 载体对一些组织细胞的转染效率较低，并且在正常人群中有 85％存在主要针对 AAV2 的抗体。AAV1（AAV2/1）与 AAV2 等载体相比，AAV1 载体在除神经组织外的其他组织，比如肌肉组织和肝脏中的转导效率都普遍较高。

　　本研究证实：在大鼠体内，rAAV2/1-Acrp30 虽然不能提高血中脂联素浓度，可能与机体脂联素生理浓度过高有关，但其具有靶向性，对肝脏、骨骼肌和主动脉壁有较高的感染效率，可以提高靶器官脂联素浓度，尤以后肢肌内注射时明显，肌内注射 rAAV2/1-Acrp30 可能是脂联素基因治疗最佳途径，$1 \times 10^{11}$ vg/mL 以上可能是脂联素基因治疗最佳剂量。在本实验中，未能检测到肌内注射 rAAV2/1-Acrp30 引起外源性脂联素在脂肪组织细胞中的表达，在后肢肌内注射组，肝细胞、肌肉细胞、动脉内皮细胞脂联素基因表达增加显著，与 rAAV2/1-Acrp30 呈剂量-浓度依赖性，提高了局部靶器官脂联素浓度，可能达到脂联素基因靶向治疗的目的。

## 第四节　糖尿病大鼠主动脉硬化模型的构建

　　糖尿病主动脉硬化（Diabetic aortosclerosis）是糖尿病（Diabetes mellitus，DM）慢性大血管病变的一种主要表现，是导致糖尿病患者致死、致残的一个重要原因，其产生的确切机制尚不明确。建立一个与人类糖尿病主动脉硬化更接近的动物模型，对于研究 2 型糖尿病大血管病变至关重要。家兔和鼠是现在研究动脉硬化（artherosclerosis，AS）最常用的模型动物，两者比较各有优缺点：家兔不易自发性产生 AS，对高脂饮食特别敏感，但是家兔的 AS 病变只与人的病变表面上相似，其病变中的脂类和巨噬细胞含量远比人类高；鼠具有抗 AS 性，但是作为实验动物，具有经济效益比较高、生存能力强、死亡率低的特点。为此，人们不断摸索建立造型简便且重复性好的鼠类 AS 模型。国内选用 GK 大鼠（Goto-Kakizaki Rat）作为研究模型开展较晚，其文献报道数量很有限。已有的经验表明单纯长期高脂饮食不易在主动脉部位形成 AS 病变。我们尝试采用 GK 大鼠作为研究对象，在高脂喂养的基础上利用加丙硫氧嘧啶和一氧化氮合成酶（eNOS）抑制剂（NG-Nitro-L-arginine Methyl Ester，L-NAME）灌胃，在糖尿病大鼠主动脉建立 AS 模型，并从糖脂代谢紊乱、脂联素水平、主动脉超微结构改变方面探讨糖尿病大鼠主动脉粥样硬化的病理改变及机制，同时探讨稳定的糖尿病大鼠动脉硬化模型建立的最佳方案和条件。现将结果报道如下。

## 一、材料和方法

### (一) 实验动物

6 月龄雄性 SPF 级自发性糖尿病 GK 大鼠 90 只，按 1 只/笼饲养于独立通气笼具（IVC）系统内。温度：(22±1)℃，湿度：59%～61%，每天光照与黑暗时间各为 12h，所用笼具、饲料、垫料、饮水均高压灭菌（20min）。实验期间的灌胃、换水、添加饲料等操作均在超净工作台内进行，由专人管理。

### (二) 试剂和仪器

分析天平；切片机；BX50 型光学显微镜；SHA-C 型恒温水浴振荡器；电热鼓风恒温干燥箱；罗氏活力型全血葡萄糖测试仪；HITACH 717 全自动生化分析仪；H-7500 透射电子显微镜；便携式凸阵扫描 B 超；FMQ-9013C 型放射免疫分析仪；胰岛素放免试剂盒购自北京北方生物技术研究所。L-NAME；胆固醇和猪胆盐；丙硫氧嘧啶；猪油和白糖。

### (三) 方法

#### 1. 实验动物的选择

90 只 GK 大鼠适应性饲养 1 周后，选取血糖值（全血葡萄糖测试仪）在 11.1mmol/L 以上的 GK 大鼠 88 只纳入本实验。

#### 2. 实验动物分组及处理

将 88 只糖尿病 GK 鼠按完全随机法分为以下 2 个处理组：①模型组（model group，M 组 44 只），予以高脂饲料＋L-NAME，即普通饲料

82.5％、精炼猪油 10％、胆固醇 2％、猪胆盐 0.3％、丙基硫氧嘧啶 0.2％、白糖 5％的基础上加用 10mg/(kg·d) 一氧化氮合成酶 (nitric oxide snthase，NOS) 抑制剂-N-硝基-L-精氨酸甲酯 (L-NAME) 灌胃，连续 8 周。②GK 对照组 (control group，C 组 44 只)，喂饲普通饲料由中南大学湘雅医学院动物中心提供，总热量为 14.88J/g (蛋白质 20％，碳水化合物 53％，脂肪 9％)。

**(四) 指标测定**

实验中定期测定体重、空腹血糖 (测定前过夜禁食 8h)、餐后 2 小时血糖 (two hour postprandial blood sugar，2hPBS)。方法：用 50％葡萄糖，按 2g/kg，灌胃，2 小时后再测血糖。用全血葡萄糖测试仪，测定大鼠尾尖部位血糖。同时从眼静脉丛取血，血样于 4℃冰箱静置过夜后离心 10min，吸取血清装入 EP 管 -20℃保存待测血胰岛素。大鼠血胰岛素用放射免疫分析法 (radioim-munoassay，RIA) 法统一测定。全自动生化分析仪检测糖化血红蛋白、血脂。竞争放射免疫分析法测定血液胰岛素操作步骤见表 2-4。

表 2-4　竞争放射免疫分析法测定血液胰岛素操作步骤　　单位：μL

| 试剂 | 总 T | NSB 管 | "0"管 | 各标准管 | 样品管 | INS 质控 |
|---|---|---|---|---|---|---|
| 缓冲液 | — | 200 | 100 | | | |
| Ins. 标准品($S_1$-$S_6$) | — | — | — | 100 | — | |
| 样品 | — | — | — | — | 100 | |
| INS 质控 | | | | | | 100 |
| $^{125}$I-Ins. | 100 | 100 | 100 | 100 | 100 | 100 |
| Ins. 抗体 | — | — | 100 | 100 | 100 | 100 |
| 混匀，37℃温育 2h | | | | | | |
| 免疫分离剂 | — | 500 | 500 | 500 | 500 | 500 |

充分摇匀后，室温放置 15min，3500r/min 离心 15min，吸弃上清，测各沉淀管的放射性计数 (cpm)

数据处理：logit 计算，各标准点或样品管的 logit 值计算公式如下。
$$logit = \ln[(B/B_0)/(1-B/B_0)]$$
以标准浓度取 log 值为横坐标，对应的 logit 值为纵坐标在普通坐标纸上或以标准浓度为横坐标，对应的 $B/B_0$ 为纵坐标在 log-logit 坐标纸上画出标准曲线（理想化时是一条直线）。

### （五）颈总动脉的超声观察、标本采集、光镜和扫描电镜样本制备及观察

第 4 周颈总动脉内膜-中层的超声观察：动物经水合氯醛（1mg/kg，腹腔注射）麻醉后，备皮，全身放松，头偏向一侧，充分暴露颈部，采用 7.0MHz 探头直接探测法，观察距颈动脉分叉处 1cm 以内的颈总动脉。

第 8 周实验终止时，两组大鼠在禁食 8h 的基础上，用代谢笼收集 24h 尿，分次眶静脉采血，测血糖、血脂、胰岛素、脂联素等。每组大鼠各随机抽取 10 只，经水合氯醛（1mg/kg，腹腔注射）麻醉后称体重，股动脉放血 5mL，迅速打开胸腔，将灌流针从心尖部位插入左心室至主动脉，快速灌注 100mL 生理盐水，再用 500mL 生理盐水经心脏升主动脉压力反复灌洗至发白，灌毕约 30min 后，迅速打开胸腔，在主动脉弓下取胸主动脉 2～3cm，用预冷的生理盐水清洗，去除周围结缔组织，主动脉于 10％中性甲醛溶液中固定 48h 后，送中南大学湘雅医院病理科进行脱水、石蜡包埋后切片作常规 HE 染色，在光镜下观察主动脉 AS 病变及其程度。

光镜下内膜病变分级如下：0 级（0 分），正常内膜，内膜光滑完整；1 级（1 分），内膜下有散在的泡沫细胞，多半仅位于内皮下层或内膜表面；2 级（2 分），泡沫细胞增多，呈灶性或弥漫性分布在整个内膜层，可有少量细胞外脂质出现；3 级（3 分），细胞外脂质聚集增加，有数量不等的细胞外脂质核出现，可有少量纤维和平滑肌细胞增生；4 级（4 分），内膜纤维组织增生形成隆起的斑块。

超微结构观察：①在光镜检查的取材部位取材，各组动物分别取新鲜主动脉，将其修成 1cm×0.2cm 面积大小，用牙签移至盛有冷的固定液的小瓶中。②固定：将主动脉固定于 2.5％磷酸缓冲的戊二醛固定液中，于 4℃冰箱内过夜。③后固定：次日于 2％四氧化锇固定液中固定 2h。④梯度脱水：丙酮上升系列脱水，其顺序为 50％、70％、90％、100％各一次；无水丙酮两次，每次 10min。⑤浸泡：环氧树脂混合液：EPON812 与无水丙酮 1：1，37℃，24h。⑥包埋：于 EPON812 包埋，包埋块置烤箱内 60℃聚合。⑦修块、定位：薄切片。⑧超薄切片：瑞士产 LKB NOVE 超薄切片机切片，厚约 500A°，脱蜡，二甲苯透明。⑨电子染色：醋酸铀、柠檬酸铅双染色。⑩日本日立电子公司 H-7500 透射电子显微镜

下观察主动脉内膜超微结构变化并摄像、采图。

### （六）动物一般情况观察

每日观察大鼠饮食饮水量、精神状态、活动情况、大便性状及尿量、隔日测体重并加以记录。连续 2 天记录每只大鼠的饮水量、尿量（用代谢笼收集尿液），去其平均值作为最终数据。

### （七）统计学方法

各实验独立重复 3 次以上，重复性好，所有图表为重复实验的结果之一。计量数值皆以 $\bar{x} \pm S$ 表示，利用 SPSS 13.0 软件进行统计分析。均数间比较采用 ANOVA，多重比较采用 LSD 检验法（最小显著差异法）或 SNK 法（多极差检验法），方差不齐的采用非参数检验的 H 检验，$P <$ 0.05 表示差异有显著性意义。

## 二、结果

### （一）二组大鼠一般情况观察

GK 大鼠外观形态与普通 Wistar 大鼠无明显区别，仅有毛色不同，GK 大鼠躯干部分浅棕黄色，头部、四肢白色。造模前，各组动物状态好，反应灵敏，被毛光泽。与正常 Wistar 大鼠对照组相比，GK 大鼠摄食量偏少，饮水量偏多，尿量多，体重偏轻。在建模过程中 GK 普通饲料组有 1 只尾部测血糖穿刺部位出现脓肿，局部处理后，创面才愈合。实验过程中 GK 普通饲料组大鼠死亡 1 只，死于低血糖，模型组大鼠死亡 4 只，分别死于造模后第 3 周（第 21、22 日）和第 4 周（第 30、32 日）。死亡后解剖，其中 3 只心、肝、肺脏淤血肿大明显，结合死前有喘促表现，考虑为全心衰死亡，其余 1 只未发现腹腔和肺部感染征象，无明显大体观病变，具体死因不好判定。其余各组大鼠均无死亡情况。实验结束时，存活大鼠一般状态良好，无皮肤糜烂，无大便异常。

### （二）二组大鼠造模前后体重、尿量、血糖、餐后 2 小时血糖、胰岛素、糖化血红蛋白、血脂和脂联素水平的变化

结果显示：建模成功的大鼠和正常组比较，尿量增多，血糖、餐后 2h 血糖、糖化血红蛋白、胰岛素、TG、TC、LDL-C 升高（$P < 0.05$），HDL-C 和脂联素水平明显下降，体重增加缓慢，差异显著（$P < 0.05$）。

见表 2-5～表 2-9。

**表 2-5　两组大鼠尿量及体重变化 ($\bar{x} \pm S$)　单位：mmol/L**

| 组别 | 数量 | 尿量/mL | | 体重/g | |
|------|------|---------|---------|--------|--------|
| | | 0 周 | 8 周 | 0 周 | 8 周 |
| M | 40 | 40.90±12.32 | 69.46±15.62[ab] | 373.53±34.30 | 408.71±49.46[ab] |
| C | 43 | 42.73±16.09 | 47.21±14.97 | 376.55±39.53 | 457.82±50.72 |

注：[a]$P<0.05$vs C 组；[b]$P<0.05$vs M 组。

M 组：GK 动脉硬化模型组；C 组：GK 对照组。

**表 2-6　两组大鼠空腹血糖及餐后 2h 血糖的变化 ($\bar{x} \pm S$)　单位：mmol/L**

| 组别 | 数量 | 空腹血糖 | | 餐后 2h 血糖 | |
|------|------|---------|---------|--------|--------|
| | | 0 周 | 8 周 | 0 周 | 8 周 |
| M | 40 | 11.41±3.72 | 18.73±3.61[ab] | 14.02±3.59 | 20.37±3.05[ab] |
| C | 43 | 11.32±2.09 | 12.05±4.03 | 13.93±4.71 | 14.39±2.58 |

注：[a]$P<0.05$vs C 组；[b]$P<0.05$vs M 组。

M 组：GK 动脉硬化模型组；C 组：GK 对照组。

**表 2-7　两组大鼠糖化血红蛋白、Apro30 及血清胰岛素的变化 ($\bar{x} \pm S$)**

| 组别 | 数量 | HbA1c/% | | Apro30/(mg/L) | | 血清胰岛素/(μIU/mL) | |
|------|------|---------|---------|--------|--------|--------|--------|
| | | 0 周 | 8 周 | 0 周 | 8 周 | 0 周 | 8 周 |
| M | 40 | 4.89±1.04 | 8.86±1.91[ab] | 3.01±0.62 | 1.76±0.23[ab] | 39.03±3.07 | 61.81±5.53[ab] |
| C | 43 | 5.02±0.98 | 4.96±1.06 | 2.94±0.85 | 2.89±0.40 | 40.67±4.63 | 41.97±4.73 |

注：[a]$P<0.05$vs C 组；[b]$P<0.05$vs M 组。

M 组：GK 动脉硬化模型组；C 组：GK 对照组。

**表 2-8　两组大鼠 TC、TG 的变化 ($\bar{x} \pm S$)　单位：mmol/L**

| 组别 | 数量 | TG | | TC | |
|------|------|---------|---------|--------|--------|
| | | 0 周 | 8 周 | 0 周 | 8 周 |
| M | 40 | 1.27±0.21 | 2.70±0.28[ab] | 2.42±0.23 | 3.57±0.39[ab] |
| C | 43 | 1.32±0.19 | 1.35±0.16 | 2.46±0.22 | 2.45±0.37 |

注：[a]$P<0.05$vs C 组；[b]$P<0.05$vs M 组。

M 组：GK 动脉硬化模型组；C 组：GK 对照组。

表 2-9　两组大鼠低密度脂蛋白胆固醇和高密度脂蛋白胆固醇的变化

$(\bar{x}\pm S)$　　　　　　　　　　　　单位：mmol/L

| 组别 | 数量 | LDL-C | | HDL-C | |
|------|------|-------|---|-------|---|
| | | 0 周 | 8 周 | 0 周 | 8 周 |
| M | 40 | 0.34±0.11 | 1.89±0.19[ab] | 1.51±0.26 | 0.45±0.07[ab] |
| C | 43 | 0.38±0.10 | 0.35±0.12 | 1.49±0.28 | 1.43±0.31 |

注：[a]$P<0.05$ vs C 组；[b]$P<0.05$ vs M 组。

M 组：GK 动脉硬化模型组；C 组：GK 对照组。

### （三）4 周时正常 GK 对照组和模型组超声扫查的改变比较

超声扫查显示，对照组大鼠颈动脉内膜光滑，管壁无隆起、增厚及无斑块形成，与中膜层分界清楚，常规超声图像表现为双线征，即两条平行的强回声被一个低回声区所分隔（图 2-47）；模型组大鼠颈动脉全程均可见不同程度的动脉粥样硬化超声改变，颈动脉管壁中膜呈偏心性增厚，内膜不光滑，连续性中断，呈较均匀的低回声，可见较微小的斑块形成，内中膜与外膜及其周围的结缔组织分界尚清晰（图 2-48）。

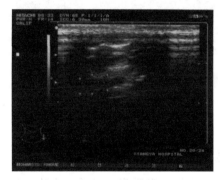 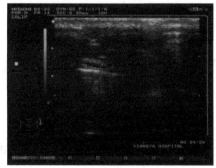

图 2-47　GK 对照组　　　　　　　图 2-48　模型组

### （四）GK 对照组和模型组大鼠光镜下动脉形态学变化

模型组大鼠可见主动脉有多少不等的内膜增厚病灶，细胞外基质增多，内皮不连续，内皮细胞肿胀、数目增多，泡沫细胞增多，呈灶性或弥漫性分布在整个内膜层，可有内皮下细胞浸润和少量细胞外脂质沉积等异常改变，主动脉 AS 病变程度为 2 级（图 2-49、图 2-50）。

GK 对照组动脉壁无明显动脉粥样硬化改变，动脉壁光滑，动脉内膜平坦，内皮细胞扁平，紧贴于平直弹力板上，中弹力板与平滑肌细胞整齐相间平行排列，未见泡沫细胞（图 2-51、图 2-52）。

 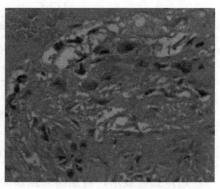

图 2-49　主动脉 AS 病变（模型组×200）　　图 2-50　主动脉 AS 病变（模型组×400）

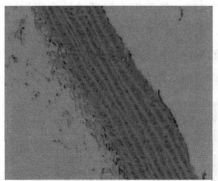 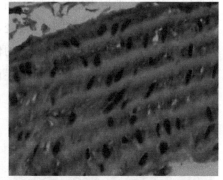

图 2-51　主动脉 AS 病变　　　　　　　图 2-52　主动脉 AS 病变
（GK 对照组×200）　　　　　　　　　（GK 对照组×400）

**（五）GK 对照组和模型组大鼠电镜下主动脉超微结构观察**

扫描电镜下，GK 对照组主动脉内皮完整，内膜表面光滑，内皮细胞完整，少数出现内皮细胞核略肿胀。GK 对照组未见明显的内膜增生，平滑肌细胞吞噬脂质，未见任何脂滴空泡等现象，内弹力膜完整，内皮细胞核及各细胞器存在，基底膜清晰可见，动脉内皮细胞呈长梭形，大小均匀，无隆起与剥脱，连接紧密，表面无沉积物，密集平行排列，纵嵴规则，顺着血流方向排列，形态规整（图 2-53、图 2-54）。

扫描电镜下，模型组主动脉内膜病变显著，多样化，多处内膜不光滑，血管腔内皮层表面可见较多油脂样物黏附，内皮细胞萎缩、增生、隆起、脱落，形成的纵嵴低平或呈柳叶状、葡萄状，排列不规则，无方向性。细胞间连接破坏，表面可见松网状或虫蚀样改变，内皮细胞内脂滴沉积，内膜下层可见大量梭形增生细胞，胞质强嗜酸性，胞核呈椭圆形或圆形，支持平滑肌细胞来源。内弹力膜完整，中膜肌层内胞质嗜酸性的平滑肌细胞减少，代之以胞质淡染和充满脂滴空泡的细胞，呈泡沫样变（图2-55、图 2-56）。

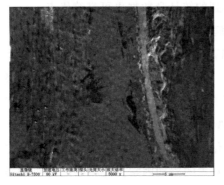

图 2-53　主动脉超微结构

（GK 对照组，×5000）

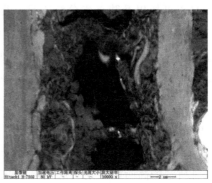

图 2-54　主动脉超微结构

（GK 对照组，×10000）

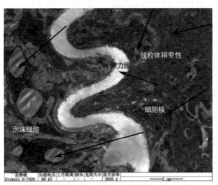

图 2-55　主动脉超微结构

（模型组，×5000）

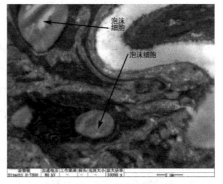

图 2-56　主动脉超微结构

（模型组，×10000）

## 三、讨论

2 型糖尿病患者的动脉粥样硬化性疾病发生率较高。随着国内近年在动脉粥样硬化预防和治疗方面研究的深入，迫切需要有一种理想的动物模型。大鼠对胰岛 B 细胞毒性药物链脲佐菌素（streptozotocin，STZ）损伤敏感，容易形成 DM 的动物模型，但大鼠具有天然的抗 AS 作用。学者对 STZ 糖尿病大鼠模型进行了形态学观察发现，往往 4～5 个月后才会出现与人类似的早期 AS 病理改变，但是不易形成似人体的后期病变。GK 大鼠是国际上公认的自发性 2 型糖尿病模型，比目前普遍使用的饮食诱导胰岛素抵抗加化学损伤胰岛 B 细胞的动物模型更符合 2 型糖尿病的病理生理，还具有个体性状差异小，血糖值稳定，存在外周肌肉、肝脏等组织的胰岛素抵抗以及胰岛素分泌不足，得到的统计学数据更可靠等优点。

GK 大鼠已广泛应用于 2 型糖尿病研究的各个方面，不仅包括糖尿病本身所具有的胰岛素分泌缺陷和 B 细胞形态、结构和功能紊乱等，还涉及糖尿病的各种并发症研究，从遗传学、病因学、病理学、组织学等各个层面进一步揭示 2 型糖尿病及其并发症的机理。正如 Portha B 所说，研究 GK 大鼠动脉硬化是研究模拟人类 2 型糖尿病大血管并发症最好的模型。

细胞内皮功能受损是早期动脉硬化的标志之一。研究表明：脂质代谢紊乱所致的高脂血症是引起动脉硬化发生的始动因素。血脂紊乱可明显损伤动脉内皮细胞，造成内皮脱落、超微结构损害，刺激内膜增生。脂质紊乱和炎症细胞浸润都可引起血管内皮功能受损进而导致动脉粥样硬化。脂蛋白胆固醇从不同途径损害血管内皮细胞的结构与功能，导致内皮剥脱及损伤部位低密度脂蛋白胆固醇沉积，白细胞、血小板和巨噬细胞被征募，被征募的巨噬细胞捕捉沉积的低密度脂蛋白胆固醇形成泡沫细胞。TG 是公认的 AS 独立危险因素，其致 AS 的机制主要有：使氧自由基产生，加速 LDL 氧化及对内皮细胞的损伤，导致内皮细胞凋亡和坏死；促进黏附分子表达；使血中单核细胞更多地黏附于内皮表面，向内皮下游走及促进泡沫细胞形成。同时脂质又可在内皮下沉积，而启动 AS 过程。通过对脂联素基因敲除小鼠的研究发现，脂联素的缺失导致肌肉内脂肪酸转运蛋白 1（FATP-1）mRNA 表达降低，表现为血浆游离脂肪酸（FFA）清除延迟。除血脂紊乱外，局部或全身慢性炎症在粥样硬化斑块的发生、发展中亦起重要作用。

研究表明，血清中 HDL 是血胆固醇的主要载体，并且大鼠具有高 HDL，抗自发性及实验性动脉粥样硬化特性，制作动脉粥样硬化模型要求条件严格，这也是科研工作者常用大鼠来复制糖尿病动物模型，而复制 AS 模型时不用大鼠的原因。高脂饲料的配方是类似的，但其中脂类含量越高，造模所需天数越短，其中猪油的比例更为重要；由于大鼠无胆囊，单纯用含大量胆固醇的饲料不易使大鼠血清胆固醇增高，故不易形成 AS 病变，且容易引起糖尿病大鼠死亡。抑制甲状腺功能可以明显提高血脂水平，在本研究中，课题组用高脂饲料加用抗甲状腺药物（如 0.2% 甲基硫氧嘧啶），并同时给予 GK 大鼠 NOS 抑制剂，降低了 HDL，提高了胆固醇，大鼠血液中的脂质含量升高，极大地加速了脂质和钙盐在血管壁的沉积以及血流中炎症细胞的侵入，促进动脉粥样硬化的形成，成功复制出了 DM 早期大血管病变的动物模型，与文献报道慢性给予 L-NAME 4～8 周时间可以在大鼠体内复制出 AS 的报道基本一致。

L-NAME 对 NO 分泌的抑制作用主要是抑制 GK 鼠 NO 介导的血管反应及加速动脉粥样硬化的发生，本模型制作关键是 L-NAME 及应用，本研究采用灌胃的方法，给药均匀，吸收利用效率高。

本研究光镜下可见胶原纤维玻璃样变，内皮细胞肿胀，其下聚集大量泡沫细胞，平滑肌细胞排列紊乱。证实了本模型动脉内膜粥样硬化为早中期典型病变。本实验通过较长期的"糖毒性""脂毒性"所建模型与人类 2 型糖尿病合并 AS 发病特点相似，血糖高，胰岛素水平升高，血清脂联素水平下降，出现胰岛素抵抗，省时、成功率高。GK 大鼠是目前研究 DM 的 AS 较理想的动物模型。本实验值得注意的是高糖高脂饮食会在进食 2 周后因油腻影响胃口，体重增加减慢，可以在进食量少的白天给予 6g/只的普通饲料，同时尽量保持饲料的干燥和香味。

总而言之，动物模型的建立必须符合临床症状的各项指标要求，同时，动物模型本身要具有实用、稳定、可靠、重复等特点。因此，制作动物模型必须模仿临床疾病的发病因素，这样才能作为符合临床的动物模型。目前制作的大多动脉粥样硬化动物模型的造模因素很单一，很难达到对该疾病深入的研究。本研究从动脉硬化的发病机制出发，诱导自发糖尿病大鼠主动脉病变，表现为高血糖、高血脂，出现主动脉及动脉内膜的损害，建立糖尿病动脉硬化模型获得成功，只不过在模型形成的时间和动脉硬化的程度上有所不同。但应指出由于 L-NAME 毒性及个体差异大，同时饲料胆固醇比例较高，可造成实验过程中动物死亡率较高，这也是我们样本量较小的原因，可能低胆固醇长时间喂养造模效果会更好。因此，如何在较短时间内建立典型成熟的动脉粥样硬化斑块模型还有待于更深入的研究。

## 第五节　rAAV2/1-Acrp30 对糖尿病动脉硬化模型 大鼠糖脂代谢及超微结构的影响

糖脂代谢紊乱是引起动脉粥样硬化发生的始动因素，糖尿病动物模型存在高甘油三酯、高游离脂肪酸及血一氧化氮降低及动脉壁炎症因子表达增加。在胰岛素抵抗的研究中，发现 GK 大鼠的胰岛素抵抗主要发生在肝脏和骨骼肌，引起肝细胞、骨骼肌细胞的葡萄糖转化对胰岛素反应迟钝，引起血糖升高，并可造成脂质代谢紊乱。临床观察发现，脂联素与甘油三酯（TG）、总胆固醇、低密度脂蛋白胆固醇、高密度脂蛋白胆固醇独立相关。脂联素具有抗炎、减轻胰岛素抵抗、抗动脉粥样硬化作用。在前期研究中，我们已成功构建 rAAV2/1-Acrp30 载体、糖尿病动脉粥样硬化模型。在本节，我们将探讨 rAAV2/1-Acrp30 对糖尿病动脉硬化模型大鼠糖脂代谢及超微结构的影响。

### 一、材料和方法

#### （一）实验动物

30 只 GK 动脉硬化模型大鼠，按 1 只/笼饲养于独立通气笼具（IVC）系统内。温度：（22±1）℃，湿度：59%～61%，每天光照与黑暗时间各为 12h，所用笼具、饲料、垫料、饮水均高压灭菌（20min）。实验期间的换水、添加饲料等操作均在超净工作台内进行，由专人管理。

#### （二）试剂和仪器

脂联素重组腺相关病毒 2/1（rAAV2/1-Acrp30）和空载腺病毒；余同本章第四节。

#### （三）实验动物分组及处理

除去造模失败及死亡大鼠，将造模成功的 30 只 GK 动脉硬化模型大鼠根据血糖和血脂高低按照随机区组设计法分为 3 个处理组，每组 10 只：① GK 动脉硬化模型 1 组（model 1group，M1 组 10 只），后肢肌内注射盐水；②GK 动脉硬化模型 2 组（model 2group，M2 组 10 只），后肢肌内注射空病毒；③GK 动脉硬化模型治疗组（therapi group，T 组 10 只），予以后肢肌内注射 rAAV2/1-Acrp30：$1 \times 10^{12}$。

**（四）标本采集、光镜和扫描电镜样本制备及观察（同本章第四节）**

实验第 4 周，各组大鼠在禁食的基础上眶静脉采血，测大鼠胰岛素、血脂水平，8 周时，两组大鼠麻醉、放血处死及取动脉的基本方法同前。

**（五）指标测定（同本章第四节）**

**（六）动物一般情况观察**

每日观察大鼠饮食饮水量、精神状态、活动情况、大便性状及尿量、隔日测体重并加以记录。连续 2 天记录每只大鼠的饮水量、尿量（用代谢笼收集尿液），去其平均值作为最终数据。

**（七）统计学方法**

各实验独立重复 3 次以上，重复性好，所有图表为重复实验的结果之一。计量数值皆以 $\bar{x} \pm S$ 表示，利用 SPSS 13.0 软件进行统计分析。均数间比较采用 ANOVA，多重比较采用 LSD 检验法（最小显著差异法）或 SNK 法（多极差检验法），方差不齐的采用非参数检验的 H 检验，$P <$ 0.05 表示差异有显著性意义。

## 二、结果

**（一）各组糖尿病动脉硬化模型大鼠一般情况观察**

与模型治疗组相比，模型组大鼠摄食量偏少，饮水量偏多，尿量多。模型 1、2 组共有 8 只大鼠在实验 20 天后出现白内障；有 1 只出现反复腹泻，但未死亡。实验过程中，模型治疗组只有 2 只大鼠出现白内障，模型 1 组大鼠死亡 2 只，模型 2 组大鼠死亡 2 只，分别死于治疗后第 8、10、13、19 天和模型治疗组大鼠死亡 1 只，第 24 天死亡后解剖，其中模型 1 组 2 只、模型 2 组 1 只心脏、肺脏淤血肿大明显，结合死前有喘促表现，考虑为全心衰死亡，其余 1 只未发现腹腔和肺部大体观病变，具体死因不好判定。模型治疗组，1 只大鼠第 30 天出现持续腹泻，不能进食，后死于低血糖。其余存活大鼠一般状态良好无皮肤糜烂，无大便异常。

**（二）rAAV2/1-Acrp30 对模型大鼠体重、尿量、空腹血糖、餐后 2 小时血糖、胰岛素、糖化血红蛋白、血脂水平影响的比较**

结果显示：rAAV2/1-Acrp30 组大鼠治疗 4 周和 8 周后与模型对照组

比较，尿量、TG、TC、LDL-C、空腹血糖、餐后 2 小时血糖明显下降（$P<0.05$），HDL-C 升高（$P<0.05$），模型对照组体重增加缓慢（$P<0.05$），rAAV2/1-Acrp30 治疗 8 周和治疗后 4 周比较，尿量、空腹血糖、餐后 2 小时血糖明显下降（$P<0.05$）；rAAV2/1-Acrp30 治疗 4 周、8 周和模型对照组比较，血清胰岛素水平并无明显差异（$P>0.05$）。见表 2-10～表 2-14。

表 2-10　各组大鼠尿量和体重的变化（$\bar{x}\pm S$）

| 组别 | 数量 | 尿量/mL | | | 体重/g | | |
|---|---|---|---|---|---|---|---|
| | | 0 周 | 4 周 | 8 周 | 0 周 | 4 周 | 8 周 |
| M1 | 8 | 67.63± 12.32 | 65.55± 11.64 | 69.41± 12.62 | 371.53± 44.34 | 375.15± 50.34 | 380.83± 46.71 |
| M2 | 8 | 64.39± 10.95 | 60.41± 14.73 | 66.04± 11.71 | 373.90± 41.97 | 377.89± 47.91 | 381.83± 49.64 |
| T | 9 | 62.41± 11.89 | 44.80± 9.67[ab] | 27.40± 10.83[abc] | 376.71± 29.42 | 418.63± 33.76[ab] | 459.68± 40.20[abc] |

注：[a]$P<0.05$ vs M1、M2 组；[b]$P<0.05$ vs T（0）组；[c]$P<0.05$ vs T（0，4 周）组。

M1 组，GK 动脉硬化模型组，注射生理盐水；M2 组，GK 动脉硬化模型组，注射空病毒；T 组，GK 动脉硬化模型基因治疗组，予以后肢肌内注射 rAAV2/1-Acrp30：$1\times10^{12}$ vg/mL。

表 2-11　各组大鼠空腹血糖和餐后 2 小时血糖的变化（$\bar{x}\pm S$）

单位：mmol/L

| 组别 | 数量 | 空腹血糖 | | | 餐后 2h 血糖 | | |
|---|---|---|---|---|---|---|---|
| | | 0 周 | 4 周 | 8 周 | 0 周 | 4 周 | 8 周 |
| M1 | 8 | 18.13± 2.29 | 17.95± 3.54 | 18.89± 2.38 | 20.03± 2.34 | 18.12± 2.34 | 20.25± 3.07 |
| M2 | 8 | 18.94± 2.38 | 18.16± 1.79 | 18.06± 2.40 | 21.01± 3.32 | 20.62± 3.09 | 19.77± 2.15 |
| T | 9 | 18.51± 2.29 | 13.14± 2.57[ab] | 9.80± 1.45[abc] | 19.68± 2.92 | 14.57± 3.61[ab] | 11.25± 2.23[abc] |

注：[a]$P<0.05$ vs M1、M2 组；[b]$P<0.05$ vs T（0）组；[c]$P<0.05$ vs T（0，4 周）组。

M1 组，GK 动脉硬化模型组，注射生理盐水；M2 组，GK 动脉硬化模型组，注射空病毒；T 组，GK 动脉硬化模型基因治疗组，予以后肢肌内注射 rAAV2/1-Acrp30：$1\times10^{12}$ vg/mL。

表 2-12　各组大鼠血清糖化血红蛋白、胰岛素的变化 ($\bar{x}\pm S$)

| 组别 | 数量 | HbA1c/% | | 胰岛素/(uIU/mL) | | |
| --- | --- | --- | --- | --- | --- | --- |
| | | 0 周 | 8 周 | 0 周 | 4 周 | 8 周 |
| M1 | 8 | 8.73±1.54 | 8.93±1.85 | 59.88±3.64 | 62.53±4.37 | 61.83±4.46 |
| M2 | 8 | 9.03±2.75 | 8.82±2.03 | 57.42±3.81 | 59.45±4.89 | 65.11±4.76 |
| T | 9 | 8.86±1.61 | 4.75±1.01[ab] | 61.68±4.42 | 62.57±4.62 | 60.96±3.76 |

注：[a]$P<0.05$vs M1、M2 组；[b]$P<0.05$ vs T（0、4 周）组。

M1 组，GK 动脉硬化模型组，注射生理盐水；M2 组，GK 动脉硬化模型组，注射空病毒；T 组，GK 动脉硬化模型基因治疗组，予以后肢肌内注射 rAAV2/1-Acrp30：$1\times10^{12}$vg/mL。

表 2-13　各组大鼠血清总甘油三酯、总胆固醇的变化 ($\bar{x}\pm S$)

单位：mmol/L

| 组别 | 数量 | TG | | TC | |
| --- | --- | --- | --- | --- | --- |
| | | 0 周 | 8 周 | 0 周 | 8 周 |
| M1 | 8 | 2.71±0.14 | 2.73±0.32 | 3.61±0.32 | 3.57±0.30 |
| M2 | 8 | 2.68±0.21 | 2.72±0.26 | 3.53±0.25 | 3.60±0.31 |
| T | 9 | 2.69±0.28 | 1.22±0.18[ab] | 3.55±0.22[b] | 2.34±0.27[ab] |

注：[a]$P<0.05$vs M1、M2 组；[b]$P<0.05$vs T（0）组。

M1 组，GK 动脉硬化模型组，汴射生理盐水；M2 组，GK 动脉硬化模型组，注射空病毒；T 组，GK 动脉硬化模型基因治疗组，予以后肢肌内注射 rAAV2/1-Acrp30：$1\times10^{12}$vg/mL。

表 2-14　各组大鼠 HDL-C 和 LDL-C 水平的变化 ($\bar{x}\pm S$)

单位：mmol/L

| 组别 | 数量 | LDL-C | | HDL-C | |
| --- | --- | --- | --- | --- | --- |
| | | 0 周 | 8 周 | 0 周 | 8 周 |
| M1 | 8 | 1.87±0.21 | 1.83±0.41 | 0.49±0.18 | 0.41±0.19 |
| M2 | 8 | 1.90±0.20 | 1.89±0.39 | 0.42±0.12 | 0.47±0.15 |
| T | 9 | 1.86±0.19 | 0.56±0.09[ab] | 0.47±0.14 | 1.10±0.17[ab] |

注：[a]$P<0.05$vs M1、M2 组；[b]$P<0.05$vs T(0)组。

M1 组，GK 动脉硬化模型组，注射生理盐水；M2 组，GK 动脉硬化模型组，注射空病毒；T 组，GK 动脉硬化模型基因治疗组，予以后肢肌内注射 rAAV2/1-Acrp30：$1\times10^{12}$vg/mL。

**（三）rAAV2/1-Acrp30 对模型大鼠影响在光镜和电镜下病理改变的比较**

光学显微镜下观察：模型 1、2 对照组，主动脉内膜内皮细胞及中膜肌层内胞质嗜酸性的平滑肌细胞减少，代之以大量的胞质淡染和充满脂质空泡的泡沫细胞（图 2-57～图 2-60）。

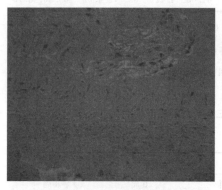

图 2-57　模型 1 组×200

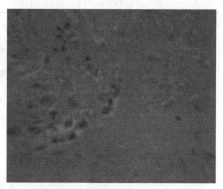

图 2-58　模型 1 组×400

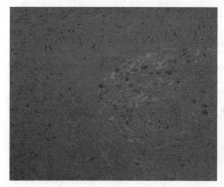

图 2-59　模型 2 组×200

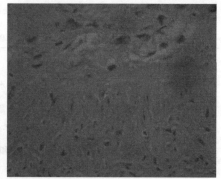

图 2-60　模型 2 组×400

rAAV2/1-Acrp30 治疗组，主动脉内皮细胞完整、增生，胞质呈嗜酸性红染，单层紧贴内弹力板，内弹力板连续完整。内皮细胞和中层平滑肌细胞排列紊乱，胞质嗜酸性，未见脂质空泡和泡沫细胞（图 2-61、图 2-62）。

透射电子显微镜下观察：模型 1、2 组主动脉内膜病变显著，多处内膜不光滑，血管腔内皮层表面可见较多油脂样物黏附，内弹力膜完整，中膜肌层内胞质嗜酸性的平滑肌细胞减少，血管中膜平滑肌细胞质内大量脂

滴空泡，胞质淡染甚至形成充满脂滴空泡的泡沫细胞并有融合（图
2-63～图 2-66）。

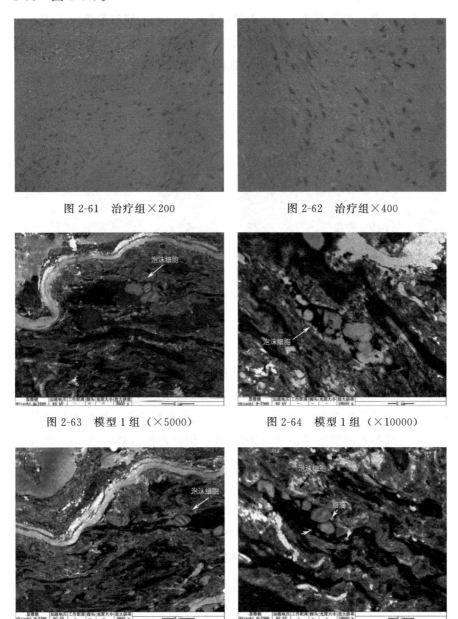

图 2-61 治疗组×200                图 2-62 治疗组×400

图 2-63 模型 1 组（×5000）        图 2-64 模型 1 组（×10000）

图 2-65 模型 2 组（×5000）        图 2-66 模型 2 组（×10000）

rAAV2/1-Acrp30 组动物主动脉内膜呈修复状态，稍增厚，表面较光

滑，内皮细胞数目增多，排列不规则，仅偶见极少量的炎性细胞浸润和脂质沉积，血管内皮细胞质及平滑肌细胞内未见明显大脂滴空泡，偶见小脂滴空泡，各种细胞器存在，内弹力膜存在，中层平滑肌细胞质内无脂滴空泡，均可见细胞器及微肌丝。内皮细胞排列密集规整，细胞间隙未见增大，细胞形态恢复，多为长梭形，其内膜表面的变化基本趋向正常（图2-67、图2-68）。

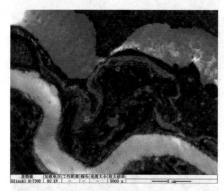 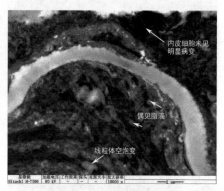

图 2-67　治疗组（×5000）　　　　图 2-68　治疗组（×10000）

## 三、讨论

脂联素具有改善胰岛素抵抗，增加胰岛素增敏性作用。脂联素通过激活 AMPK（AMP 活化蛋白激酶），增加机体对脂质的摄取及氧化作用，降低肌肉组织及肝脏的 FFA 水平；增加肌肉组织的糖摄取；抑制糖异生的关键酶——烯醇式丙酮酸羧激酶（PEPCK）和葡萄糖六磷酸酶（G6Pase），使肝糖输出减少。有研究还发现血浆脂联素浓度与体脂百分数、腰臀比例、空腹及餐后 2h 血糖、血浆胰岛素水平、糖化血红蛋白、血甘油三酯水平成反比，而与高密度脂蛋白水平成正比。体外实验发现，生理浓度的脂联素（15～25mg/L）就可以呈现剂量依赖性抑制肿瘤坏死因子 TMT-A 诱导的单核-巨噬细胞、T 淋巴细胞、血管黏附分子-1（VCAM-1）、E选择素（E-selectin）、人类大血管内皮细胞间黏附分子-1（ICAM-1）的形成。Matusda 等通过实验证明了脂联素可降低血小板源性生长因子（PDGF）、肝素结合表皮生长因子样生长因子（HB-EGF）、呈纤维生长因子（FGF）、介导的人动脉平滑肌细胞（humen aortic smooth muscle cells，HASMCs）DNA 的合成及各种生长因子 GF（包括 PDGF、HB-

EGF、FGF）介导的 HASMCS DNA 的合成，并能有效抑制 HB-EGF 介导的 HASMCS 的迁移，从而发挥其抑制生长因子介导的血管平滑肌细胞（VSMCs）的增殖和迁移。脂联素还可显著抑制平滑肌细胞向 PDGF-BB（血小板源性生长因子-BB）聚集和迁移，抑制动脉粥样硬化因子的产生，从而发挥抗粥样硬化作用。

在本研究中，经 rAAV2/1-Acrp30 治疗后模型组大鼠 TG 和 TC 水平下降，这均说明了胰岛素抵抗改善和胰岛素敏感性增加，但血清脂联素并未增高，血清胰岛素水平亦没有改变，这同以往的体内实验显示一致，即应用重组脂联素或脂联素转基因可以降低肥胖糖尿病大鼠血糖，而未发现血胰岛素水平的改变一致，推测可能与 rAAV2/1-Acrp30 对胰腺细胞靶向作用及脂联素对胰岛素的促分泌作用有关，该作用在体内可被因胰岛素抵抗改善而降低血清胰岛素水平所抵消。因此，本研究中 GK 大鼠血糖水平的下降，可能通过 rAAV2/1-Acrp30 对肝脏和肌肉组织细胞靶向的治疗作用（见本章第三节）而发生，AdipoR1 和 AdipoR2 是脂联素的 2 种受体，前者主要在骨骼肌表达，后者在肝脏表达，靶器官（肝脏和肌肉等）Acrp30 水平升高，可分别与 AdipoR1 和 AdipoR2 受体结合（图 2-69），抑制肝脏葡萄糖异生酶（磷酸丙酮酸羧激酶与葡萄糖-6-磷酸酶），抑制丙酮酸生成葡萄糖，刺激肌肉利用葡萄糖，增加 GLUT4 转位到细胞膜，增加 GLUT4 基因转录，恢复外周肝脏、肌肉等组织对胰岛素的敏感性，rAAV2/1-Acrp30 还可以降低糖代谢过程中肝脏磷酸烯醇丙酮酸和甾醇调节因子限制蛋白 1-C 基因的表达，即外周组织对葡萄糖的摄取、处理和利用的能力增强。

通过降低血脂水平尤其是降低血清三酰甘油的浓度，可以减少脂滴在细胞的沉积。同时，抗脂质过氧化的作用可减轻动脉内皮细胞损害，抑制血管平滑肌增生，从而阻止 AS 的形成。因此，通过改善空腹和餐后高血糖、总胆固醇、三酰甘油和游离脂肪酸水平，可减轻单核细胞对动脉内皮的黏附性，降低主动脉内膜的厚度。同样，靶器官（肝脏和肌肉等）Acrp30 水平升高，抑制肝内脂肪酸与胆固醇合成，加强对乙醛辅酶 A 羧化酶（ACC）抑制，抑制 HMG-CoA 还原酶，减少脂肪酸合成酶基因转录。Acrp30 还可刺激肌肉对脂肪酸（FFA）摄取，加强 FFA 氧化，

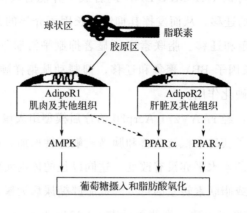

图 2-69　Acrp30 调节糖尿病糖脂代谢机制的假想示意图

增强 FFA 进入线粒体。Heilbronn 等人发现给大鼠注射重组脂联素能增加肌肉对葡萄糖的摄入和脂肪酸氧化，减少肝脂肪酸摄入和肝糖产生，降低肌肉与肝脏的 TG 含量，改善脂代谢，以及改进整体胰岛素抵抗。Ouchi 等研究发现：脂联素还能抑制脂类的聚集和摄取及巨噬细胞表面 A 类清道夫受体的表达和脂质沉积，从而抑制巨噬细胞向泡沫细胞的转化。

rAAV2/1-Acrp30 可能通过以上途径在降血糖、调节血脂过程中发挥重要作用。本实验表明，糖尿病合并动脉硬化模型大鼠体重增加缓慢，rAAV2/1-Acrp30 能降低模型大鼠尿量、血糖、糖化血红蛋白水平；降低 TG、TC、LDL-C；升高 HDL-C，调节脂质代谢。在此基础上，用扫描电镜进一步观察 rAAV2/1-Acrp30 对此模型大鼠 AS 主动脉内膜超微结构的影响。结果显示，rAAV2/1-Acrp30 抑制泡沫细胞的形成、明显减轻动脉硬化模型病灶，对 GK 大鼠 AS 的主动脉内膜超微结构有良好的修复和保护作用。其机制可能与 rAAV2/1-Acrp30 对肝脏、肌肉、主动脉的靶向性作用有关。除通过降低血糖、调节脂质代谢以外，由于 APN 2 种受体在人动脉粥样硬化斑块及巨噬细胞中均有表达，脂联素还可通过受体特异性地与主动脉内皮（HAEC）以饱和的方式连接，从而抑制泡沫细胞的形成，但其发挥对主动脉保护作用的具体机制和信号通路有待进一步的研究。

## 第六节  rAAV2/1-Acrp30 对糖尿病动脉硬化模型大鼠黏附因子和主动脉PPAR 家族基因的调控

脂联素具有抗炎、减轻胰岛素抵抗、抗动脉粥样硬化作用已为大量研究证实。在前期研究中，我们已成功构建 rAAV2/1-Acrp30 载体、糖尿病动脉粥样硬化模型，并发现 rAAV2/1-Acrp30 可以调节糖尿病动脉硬化模型大鼠糖脂代谢，对其超微结构有保护作用。在本节，我们将通过观察 rAAV2/1-Acrp30 对实验性 GK 动脉硬化大鼠 C 反应蛋白、黏附分子、主动脉核因子-κBp65（nuclear factor，NF-κBp65）和过氧化体增殖物激活型受体（peroxisome pmLifemtor activated receptor，PPAR）家族基因的调控，从而探讨 rAAV2/1-Acrp30 对糖尿病动脉硬化模型大鼠的保护机制。

### 一、材料和方法

#### （一）实验动物（同本章第四节）

#### （二）试剂和仪器

PPARγ、PPARα、NF-κBp65、β-actin 和 GAPDH 引物；Trizol（Invitrogen），RNA PCR Kit（AMV）Ver2.1/DNA Marker DL 2.000；大鼠超敏 C 反应蛋白（High Sensitivity CRP，hs-CRP）试剂盒、E-选择素（E-selectin，E-s）ELISA 试剂盒、大鼠可溶性血管细胞黏附分子（soluble vascular cell adhesion molecule，sVCAM）试剂盒和可溶性细胞间黏附分子试剂盒（soluble intercellular adhesion molecular，sICAM）；高速离心机；电泳槽 JY-SPC 电泳仪；DG-Ⅲ双稳数显电泳仪；紫外显像系统400W 像素成像系统；其他试剂和仪器同本章第一节。

#### （三）方法

1. 动物建模（同本章第四节）。

2. 实验动物分组及处理（同本章第五节）。

### （四）标本采集、RT-PCR 观察

第 8 周实验终止时，各组大鼠在禁食的基础上，动物经水合氯醛（1mg/kg，腹腔注射）麻醉后称体重，股动脉放血，测 C 反应蛋白、黏附因子、脂联素水平。迅速打开胸腔，将灌流针从心尖部位插入左心室至主动脉，快速灌注 100mL 生理盐水，再用 500mL 生理盐水经心脏升主动脉压力反复灌洗至发白，灌毕约 30min 后，迅速打开胸腔，在主动脉弓下取胸主动脉 2～3cm，用预冷的生理盐水清洗，去除周围结缔组织，采用半定量 RT-PCR 法。分别取大鼠动脉组织 100mg 加入 1mL Trizol 按组织总 RNA 提取方法提取总 RNA。根据 260nm 与 280nm 的 OD 比值及琼脂糖凝胶电泳检测总 RNA 的纯度。A260∶A280≥1.8，表明 RNA 的纯度高。以 Oligo dT-Adaptor prime 为引物，按照 RT-PCR 试剂盒操作说明在 PCR 仪上进行逆转录，合成第一条 cDNA 链，总反应体积为 $20\mu L$，以 $20\mu L$ 逆转录反应产物为模板，以 PPARα、PPARγ、NF-κBp65 引物。β-actin、GAPDH 作为内参照，按 RT-PCR 试剂盒程序合成并扩增 PPARα 的 cDNA，PCR 产物的大小是 416bp，β-actin 产物长度 214bp。扩增 PPARγ、NF-κBp65 的 cDNA，PCR 产物的长度分别是 311bp、163bp，GAPDH 产物长度 450bp。取逆转录产物 $20\mu L$，$Mg^{2+}$ $6\mu L$，$10\times$ RNA PCR 缓冲液 $8\mu L$，上、下游引物各 $1\mu L$，内参照上下游引物各 $1\mu L$，Taq 酶 $0.5\mu L$，无菌蒸馏水 $61.5\mu L$，总反应体积 $80\mu L$，离心混匀后，进行 PCR（PCR 反应体系见表 2-15）。4℃保存 PCR 产物，取 $5\mu L$ PCR 扩增产物，加 $1\mu L$ 上样缓冲液混匀，在 1%琼脂糖凝胶电泳（电压 70V、时间 2h）。以 DL2000 为 Marker，结果用 BIO-BEST 凝胶成像系统成像并用密度扫描仪分析 PCR 产物带，为消除系统及定量误差，PPARα mRNA 表达水平以相对 OD 表达量即 PPARα/β-actin 比率计算，PPARγ、NF-κBp65 mRNA 表达水平以相对 OD 表达量即 PPARγ/GAPDH、NF-κBp65/GAPDH 比率计算，外源性脂联素（Acrp30）mRNA 的检测见本章第三节。

### （五）ELISA 检测 hs-CRP、E-s、sICAM、sVCAM 步骤

以 sICAM 为例，Acrp30 的检测同本章第三节。

（1）取出酶标板，依照次序对应加入 $100\mu L$ 标准品于空白微孔中。

表 2-15　PCR 反应体系

| 基因 | 序列 | 长度/bp | 退火温度/℃ | 循环 |
|------|------|---------|-----------|------|
| PPARα | 5′-CTGTCCGCTACTTCGAGTCC-3′ | 416 | 59 | 35 |
| | 5′-CAAGTGGGGAGAGAGGACAG-3′ | | | |
| β-actin | 5′-ATGGTGGGTATGGGTCAGAA-3′ | 214 | 61 | 28 |
| | 5′-TGGCCTTAGGGTTCAGAGG-3′ | | | |
| PPARγ | 5′-GGTTGATTTCTCCAGCATTTC-3′ | 311 | 58 | 35 |
| | 5′-GCTTCAATCGGATGGTTCTT-3′ | | | |
| NF-κBp65 | 5′-CGATCTGTTTCCCCTCATCT-3′ | 163 | 60 | 35 |
| | 5′-GTCTTAGTGGTATCTGTGCTTC-3′ | | | |
| GAPDH | 5′-ACCACAGTCCATGCCATCAC-3′ | 450 | 55 | 29 |
| | 5′-TCCACCACCCTGTTGCTGTA-3′ | | | |

（2）分别标记样品编号，加入 $100\mu L$ 样品于空白微孔中。

（3）在标准品孔和样品孔中加入 $50\mu L$ 酶标记溶液。

（4）$(36\pm2)$℃孵育反应 60min。

（5）洗板机清洗 5 次，每次静置 10～20s。

（6）每孔加入底物 A、B 各 $50\mu L$。

（7）$(36\pm2)$℃下避光孵育反应 15min。

（8）每孔加入 $50\mu L$ 终止液，酶标仪 450nm 处读数，由标准曲线得出血清 sICAM-1 浓度。

注：hs-CRP、E-s、sVCAM 基本步骤同上。

**（六）统计学方法**

各实验独立重复 3 次以上，重复性好，所有图表为重复实验的结果之一。计量数值皆以 $\bar{x}\pm S$ 表示，利用 SPSS 13.0 软件进行统计分析。均数间比较采用 ANOVA，多重比较采用 LSD 检验法（最小显著差异法）或 SNK 法（多极差检验法），方差不齐的采用非参数检验的 H 检验，$P<0.05$ 表示差异有显著性意义。

## 二、结果

**（一）rAAV2/1-Acrp30 对模型大鼠高敏 C 反应蛋白、黏附分子、脂联素影响的比较**

结果显示：rAAV2/1-Acrp30 组大鼠治疗 8 周后和模型对照组比较，

血清 C 反应蛋白、E 选择素、可溶性细胞间黏附分子、可溶性血管内皮黏附分子降低（$P<0.05$），rAAV2/1-Acrp30 治疗 8 周后和模型对照组比较，血清脂联素水平虽有上升趋势，但在统计学并无明显差异（$P>0.05$）（表 2-16～表 2-18）。

**表 2-16　各组大鼠血清高敏 C 反应蛋白、E 选择素的变化（$\bar{x}\pm S$）　单位：ng/mL**

| 组别 | 数量 | 高敏 C 反应蛋白 | | E 选择素 | |
| --- | --- | --- | --- | --- | --- |
| | | 0 周 | 8 周 | 0 周 | 8 周 |
| M1 | 8 | 47.94±1.46 | 48.11±2.03 | 18.78±2.14 | 19.05±3.31 |
| M2 | 8 | 48.01±1.59 | 48.10±1.89 | 17.59±3.10 | 18.52±2.09 |
| T | 9 | 49.89±2.71 | 22.39±3.04[ab] | 19.23±1.29 | 9.59±2.22[ab] |

注：[a]$P<0.05$vs M1、M2 组；[b]$P<0.05$vs T（0）组。

M1 组，GK 动脉硬化模型组，注射生理盐水；M2 组，GK 动脉硬化模型组，注射空病毒；T 组，GK 动脉硬化模型基因治疗组，予以后肢肌内注射 rAAV2/1-Acrp30：$1\times10^{12}$vg/mL。

**表 2-17　各组大鼠血清可溶性细胞间黏附分子、可溶性血管内皮黏附分子水平的变化（$\bar{x}\pm S$）　单位：pg/mL**

| 组别 | 数量 | 可溶性细胞间黏附分子 | | 可溶性血管内皮黏附分子 | |
| --- | --- | --- | --- | --- | --- |
| | | 0 周 | 8 周 | 0 周 | 8 周 |
| M1 | 8 | 140.44±13.83 | 147.32±15.61 | 72.18±7.35 | 79.54±6.45 |
| M2 | 8 | 139.71±16.40 | 135.83±18.70 | 68.24±8.42 | 70.67±6.71 |
| T | 9 | 147.16±18.70 | 46.11±3.45[ab] | 65.19±6.15 | 18.55±3.15[ab] |

注：[a]$P<0.05$vs M1、M2 组；[b]$P<0.05$vs T（0）组。

M1 组，GK 动脉硬化模型组，注射生理盐水；M2 组，GK 动脉硬化模型组，注射空病毒；T 组，GK 动脉硬化模型基因治疗组，予以后肢肌内注射 rAAV2/1-Acrp30：$1\times10^{12}$vg/mL。

**表 2-18　各组大鼠血清脂联素水平的变化（$\bar{x}\pm S$）单位：mg/L**

| 组别 | 数量 | Acrp30 | |
| --- | --- | --- | --- |
| | | 0 周 | 8 周 |
| M1 | 8 | 1.75±0.32 | 1.70±0.33 |
| M2 | 8 | 1.77±0.35 | 1.69±0.37 |
| T | 9 | 1.76±0.31 | 1.90±0.38 |

注：M1 组，GK 动脉硬化模型组，注射生理盐水；M2 组，GK 动脉硬化模型组，注射空病毒；T 组，GK 动脉硬化模型基因治疗组，予以后肢肌内注射 rAAV2/1-Acrp30：$1\times10^{12}$vg/mL。

## （二）rAAV2/1-Acrp30 对动脉硬化模型大鼠主动脉 Acrp30 mRNA、PPARα mRNA、PPARγ mRNA、NF-κBp65 mRNA 的影响的比较

RT-PCR 表达检测结果（表 2-19）表明 PPARα mRNA、PPARγ mRNA 可在大鼠主动脉表达，rAAV2/1-Acrp30 治疗后与 GK 动脉硬化模型组比较，大鼠主动脉 Acrp30mRNA、PPARα mRNA、PPARγ mRNA 表达明显上调（$P<0.05$），NF-κBp65 mRNA 表达明显下调（$P<0.05$）（图 2-70～图 2-73）。

表 2-19　RT-PCR 检测肌肉注射 rAAV2/1-Acrp30 对大鼠主动脉组织 PPAR 基因、
NF-κBp65 和脂联素基因表达的灰度值积变化（$\bar{x}\pm S$）

| 组别 | 数量 | PPAR a/β-actin | Acrp30/β-actin | PPARγ/GAPDH | NF-κBp65/GAPDH |
|------|------|----------------|----------------|-------------|----------------|
| M1 | 8 | 0.49±0.14 | 0.00±0.00 | 0.16±0.04 | 0.28±0.06 |
| M2 | 8 | 0.47±0.10 | 0.00±0.00 | 0.15±0.02 | 0.24±0.08 |
| T | 9 | 0.86±0.29[a] | 0.47±0.04[a] | 0.84±0.15[a] | 0.09±0.01[a] |

注：[a]$P<0.05$ vs M1、M2 组。

M1 组，GK 动脉硬化模型组，注射生理盐水；M2 组，GK 动脉硬化模型组，注射空病毒；T 组，GK 动脉硬化模型基因治疗组，予以后肢肌内注射 rAAV2/1-Acrp30：$1\times10^{12}$ vg/mL。

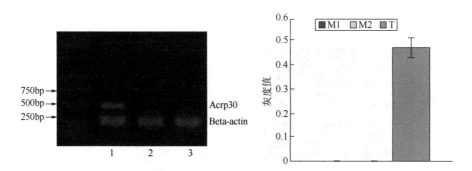

图 2-70　RT-PCR 检测大鼠主动脉 Acrp 30 mRNA 的表达

1—T 组：GK 动脉硬化模型基因治疗组，予以后肢肌内注射 rAAV2/1-Acrp30：

$1\times10^{12}$ vg/mL；2—M1 组：GK 动脉硬化模型组，注射生理盐水；

3—M2 组：GK 动脉硬化模型组，注射空病毒

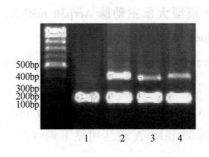
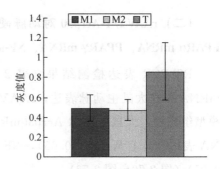

图 2-71　RT-PCR 检测大鼠主动脉 PPARα mRNA 的表达

1—系统内参（β-actin）；2—T 组：GK 动脉硬化模型基因治疗组，予以后肢肌内注射

rAAV2/1-Acrp30：$1×10^{12}$ vg/mL；3—M1 组：GK 动脉硬化模型组，注射生理盐水；

4—M2 组：GK 动脉硬化模型组，注射空病毒

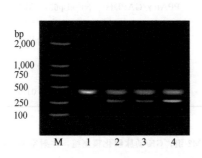
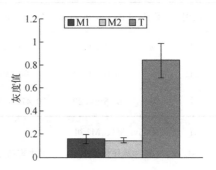

图 2-72　RT-PCR 检测大鼠主动脉 PPARγ mRNA 的表达

1—系统内参（GAPDH）；2—M1 组：GK 动脉硬化模型组，注射生理盐水；3—M2 组：

GK 动脉硬化模型组，注射空病毒；4—T 组：GK 动脉硬化模型基因治疗组，

予以后肢肌内注射 rAAV2/1-Acrp30：$1×10^{12}$ vg/mL

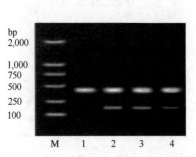
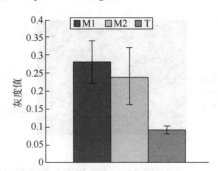

图 2-73　RT-PCR 检测大鼠主动脉 NF-κBp65 mRNA 的表达

1—系统内参（GAPDH）；2—M1 组：GK 动脉硬化模型组，注射生理盐水；3—M2 组：

GK 动脉硬化模型组，注射空病毒；4—T 组：GK 动脉硬化模型基因治疗组，

予以后肢肌内注射 rAAV2/1-Acrp30：$1×10^{12}$ vg/mL

## 三、讨论

现已认为，动脉粥样硬化是一种炎症过程。在其早期阶段，内皮细胞被各种炎症刺激物激活导致各种黏附分子的合成，促进循环的单核细胞黏附于受损的内皮细胞并进入内皮下，分化成巨噬细胞。随后，在清道夫受体介导下，巨噬细胞吞噬修饰化的低密度脂蛋白（LDL），大量的胆固醇酯在其内积聚而成为泡沫细胞。研究显示，在血管成形术造成损伤的血管内皮及内皮间隙有脂联素聚集，而损伤周围完整的内皮及内皮间隙中却找不到脂联素，脂联素转基因/apoE 敲除小鼠较对照 apoE 敲除小鼠有抗动脉粥样硬化作用。泡沫状细胞中的脂联素能抑制血管细胞黏附分子（VCAM）及 A 类清除受体的表达，同时也降低了 TNF-α 水平。脂联素在多个环节上均有抗炎、抗动脉粥样硬化的作用。

研究表明，在血管壁中的血管平滑肌细胞和内皮细胞中均有过氧化体增殖物激活型受体 γ（Peroxisome proliferator-activated receptorγ，PPARγ）表达，脂联素可以通过增加肝组织、主动脉及骨骼肌中过氧化体增殖物激活型受体基因表达，在转录水平调控脂肪代谢关键酶，PPARγ 是脂肪细胞分化和多种脂肪细胞基因转录的主要调控因素，PPARγ 通过核转录因子 κB（NF-κB）和激活蛋白 1（AP-1）信号通路抑制炎症因子的表达，抑制炎性反应。研究显示，NF-κB 存在于动脉粥样硬化病变的主要组成细胞，如单核细胞、血管内皮细胞、血管平滑肌细胞中。NF-κB 和 AP-1 是机体两个主要的炎症转录因子，可能是动脉粥样硬化发生的始动机制之一，PPARs 是配体活化型的转录因子，在转录水平直接调节其靶基因的表达，也可通过与 AP-1、STATs、NF-κB 信号通路相互作用而抑制靶基因的转录，其中一些机制包括蛋白-蛋白的相互作用阻止了 NF-κB 与靶基因序列结合，如 PPARγ 天然配基 15-脱氧-12,14-前列腺素 J2（15d-PGJ2）低浓度时可直接抑制 NF-κB-DNA 结合活性及 NF-κB 依赖性转录激活；浓度增高则通过抑制 IκB 激酶，使 IκB 磷酸化受阻，导致了泛素化和随后的降解，NF-κB 不能被激活并异位到核内活化。人及动物粥样斑块炎症区有 PPARγ 高浓度表达，主要存在于巨噬细胞中，包括 AS 病变的泡沫细胞。氧化脂质能通过 PPARγ 的信号传递而使巨噬细胞的基因表达发生重要的改变，可能调控炎症过程和泡沫细胞的分化。

过氧化物酶体增殖物激活受体 a（PPARa）是一种激素激活核受体，其功能与脂肪酸氧化密切相关，PPARa 可促进骨骼肌中脂肪酸氧化。组织中 PPARa 分布广泛，在血管壁中和具有丰富线粒体和 β 氧化活性的骨骼肌组织中大量存在，可介导许多抗炎和抗 AS 作用。Mishra 等认为氧化 Omega3 脂肪酸对 NF-κB 活化的抑制作用是 PPARα 依赖性的，但并非由抑制 NF-κB 磷酸化引起，配体激活的 PPARα 能有效地抑制动脉平滑肌细胞内 IL-1 诱导的 IL-6 和前列腺素的产生，并且通过负性调节核转录因子 κB 和活化蛋白-1 来发挥作用。PPARa 活化可以调节众多靶基因包括脂肪酸 β 氧化关键酶的转录，PPARa 一旦与其选择性配体结合，转录活性就会改变。脂肪酸氧化途径中关键酶的转录多由 PPARa 直接调节，包括乙酰辅酶 A 氧化酶（AOX）、肉碱酯酰转移酶 I（CPTI）和线粒体羟甲基戊二酸单酰辅酶 A 合成酶（mHMG-COAS），PPARa 的活化也能促进 VLDL-甘油三酯酯解作用。

C 反应蛋白（CRP）是一种急性期反应蛋白，是炎症反应的系统性标志，在 2 型糖尿病患者血浆中常升高。Matsubara 等研究动脉粥样硬化时发现，在慢性低度炎症过程中，机体脂联素水平明显降低，且与炎症标志物 hs-C 反应蛋白（C reactive protein，CRP）呈负相关。Ouchi 等发现，血浆和脂肪组织的 hs-CRP 和脂联素 mRNA 水平呈负相关，其相互关系支持脂联素具有抗动脉粥样硬化和血管炎症的作用。CRP 可在动脉硬化损伤处趋化单核细胞，诱导单核细胞产生组织因子，从而促进动脉粥样硬化早期病变的形成。并与内皮依赖性血管舒张相关。细胞间黏附分子（ICAM）、E-选择素均由内皮细胞产生。黏附分子在正常情况下很少表达或不表达，当受到炎性细胞、内毒素等刺激后，可表达于造血或非造血系统来源的多种细胞表面，它可增强白细胞与血管内皮细胞间的黏附，促进炎症的发生和发展。VCAM 的基因上游调控区有 NF-κB 的结合位点，VCAM 等表达于细胞因子活化的内皮细胞表面，其基因表达产物在动脉硬化发生过程中扮演重要角色，参与了糖尿病血管病变发病的病理生理过程，且与血管病变的程度与范围有关。

内皮细胞炎症反应对单核细胞的黏附、巨噬细胞的形成及吞噬细胞作用均有影响，主要表现在主动脉内皮细胞被 TNF-a 激活后，核转录因子（NF-kB）使黏附分子如血管细胞黏附分子（VCAM），E-选择素及细胞间黏分子（ICAM）mRNA 表达增加，从而使更多的单核细胞黏附于内皮细胞表面，形成动脉粥样斑块，这是血管性疾病发生、发展的决定性步骤。脂联素具有抗内皮细胞炎症反应作用，Acrp30 的抗炎作用体现在能够抑制炎症因子的表达，促进抗炎介质的产生。Acrp30 能抑制抵抗素诱导的血管细胞黏附分子的表达，部分抑制细胞间黏附分子的表达，其机制可能在于 Acrp30 通过 CAMP 依赖途径抑制 NK-KB 途径信号转导；脂联素还可抑制单核-巨噬细胞分化、聚集，向血管壁、粥样斑块的归巢。研究表明，脂联素作为血管重塑调节剂可调节血管细胞中 TNF-α 的活性，通过激活 cAMP-PKA 途径，抑制 TNF-a 诱导的 NF-kB 抑制蛋白（IκB)-a 的磷酸化及随后的 NF-kB 的激活，从而抑制黏附分子的表达。脂联素可以剂量依赖性方式抑制 TNF-α 诱导的血管细胞黏附分子（VCAM)-1、E-选择素及细胞间黏附分子（ICAM)-1 等在人主动脉内皮细胞（HAECS）表面的表达，抑制单核-巨噬细胞对主动脉内皮细胞的黏附。这种作用通过 cAMP 蛋白激酶通道抑制内皮细胞的 NF-κB 信号系统实现。

本研究表明：糖尿病动脉硬化模型大鼠经 rAAV2/1-Acrp30 治疗 8 周后，上调了主动脉组织中 Acrp30、PPAR 家族（PPARα 和 PPARγ）基因的表达，抑制 NF-κBp65 的活性，有助于控制糖尿病及血管并发症过程中的炎症反应、纠正动脉硬化模型大鼠糖脂代谢紊乱，降低 CRP、sVCAM 及 sICAM 水平，从而阻止或减轻胰岛素抵抗、抑制泡沫细胞的形成及可能逆转糖尿病大血管并发症的发生、发展，对动脉粥样硬化病变可能有修复作用。其机理可能与提高大鼠靶器官脂联素的浓度有关，rAAV2/1-Acrp30 靶向治疗可能使脂联素与其受体结合增加，从而激活 PPAR 家族基因的表达。由此提示：人类重组脂联素的替代治疗以及针对脂联素和脂联素受体基因缺陷的基因治疗也将成为胰岛素抵抗和糖尿病血管并发症防治的新靶点，但在本研究中未能检测主动脉等靶器官组织脂联素蛋白和脂联素受体 AR1 和 AR2 基因的表达，这在后续研究中有待解决。关于 rAAV2/1-Acrp30 治疗糖尿病大血管病变的深层机制及相关信号通路、远期疗效和安全性有待于进一步观察和研究。

通过 rAAV2/1-Acrp30 对 GK 大鼠血管病变的影响系列实验，总结如下。

1. 本实验构建的脂联素重组腺相关病毒载体（rAAV2/1-Acrp30）

滴度高、感染性好，可以满足 GK 大鼠脂联素基因治疗的实验研究需要。

2. 皮下注射、腹腔注射与肌内注射 rAAV2/1-Acrp30 相比，脂联素基因在主动脉、肌肉、肝脏组织中的表达明显低于肌肉注射的对照组，脂联素基因的表达并与 rAAV2/1-Acrp30 呈剂量-浓度依赖性，但在不同途径、不同剂量注射 rAAV2/1-Acrp30，血清脂联素无变化。肌内注射 rAAV2/1-Acrp30 可能是脂联素基因靶向治疗最佳途径，$1 \times 10^{11}$ vg/mL 或以上可能是脂联素基因治疗最佳剂量。

3. 通过高脂、一氧化氮合成酶抑制剂，可构建自发糖尿病大鼠主动脉病变，用作 GK 糖尿病大鼠大血管病变研究的动物模型。

4. rAAV2/1-Acrp30 可能通过靶向作用降低 GK 动脉硬化模型大鼠血糖，调节血脂代谢，对主动脉超微结构可能有修复作用。

5. rAAV2/1-Acrp30 可能通过靶向作用上调 GK 主动脉硬化大鼠主动脉 PPAR 家族基因，抑制核因子 NF-κBp65 的表达，降低 C 反应蛋白、黏附因子，对动脉粥样硬化病变可能有修复作用。

存在的问题与展望如下。

1. rAAV2/1 作为基因治疗的外源基因载体，在进行体内治疗时仍存在不少缺陷。在本研究中，rAAV2/1-Acrp30 没能达到提高血清脂联素水平的实验目的，且国内不能购买到 rAAV2/1 抗体，故机体免疫原性亦未能检测，离进一步预期的临床研究尚有差距。通过对腺相关病毒结构及包装细胞的深入研究，相信能够研制出减少或避免这些缺陷且功能强大的新一代改良腺相关病毒载体。

2. 本研究实验周期较短，尚缺乏 rAAV2/1-Acrp30 对靶器官脂联素、PPAR 蛋白水平和脂联素受体 AR1 和 AR2 基因表达影响的研究；缺乏对粥样病变处清道夫受体的检测。在 NF-κBp65 核因子的表达检测方面，核转录因子活化可能比 NF-κBp65 mRNA 表达更具意义。较好的测定核转录因子活化的方法是 EMSA（Electrophoretic mobility shift assay，电泳迁移率转换法），这些都有待后续研究完成，还有关于 rAAV2/1-Acrp30 治疗糖尿病大血管病变的深层机制及相关信号通路、远期疗效和安全性有待于进一步观察和研究。

# 参考文献

［1］　潘长玉. 中国糖尿病控制现状-指南与实践的差距 亚洲糖尿病治疗现状调查 1998，2001 及 2003 年中国区结果介绍［J］. 国外医学. 内分泌学分册，2005，25（3）：174-178.

［2］　Straub LG，Scherer PE. Metabolic Messengers：Adiponectin［J］. Nat Metab，2019 Mar；1（3）：334-339.

［3］　Choi HM，Doss HM，Kim KS. Multifaceted Physiological Roles of Adiponectin in Inflammation and Diseases［J］. Int J Mol Sci，2020，21（4）：1219.

［4］　Perrotta F，Nigro E，Mollica M，et al. Pulmonary Hypertension and Obesity：Focus on Adiponectin［J］. Int J Mol Sci，2019，20（4）：912.

［5］　Watanabe M，Nishikawaji Y，Kawakami H，et al. Adenovirus Biology，Recombinant Adenovirus，and Adenovirus Usage in Gene Therapy［J］. Viruses，2021，13（12）：2502.

［6］　Mokhashi N，Choi RY，Cicalese S，et al. Transduction Efficiency of Adenovirus Vectors in Endothelial Cells and Vascular Smooth Muscle Cells［J］. J Cardiovasc Pharmacol，2020，75（6）：603-607.

［7］　El Andari J，Grimm D. Production，Processing，and Characterization of Synthetic AAV Gene Therapy Vectors［J］. Biotechnol J，2021，16（1）：e2000025.

［8］　周俐，张曙辉，于珍，等. 黄芪对糖尿病胰岛素抵抗及血清脂联素影响的临床研究［J］. 新中医，2007，39（5）：82-84.

［9］　李强翔，钟惠菊. 脂肪细胞因子与胰岛素抵抗及 2 型糖尿病［J］. 国际生物制品学杂志，2007，30（1）：27-29.

［10］　Mays LE，Vandenberghe LH，Xiao R，et al. Adeno-associated virus capsid structure drives CD4-dependent CD8＋ T cell response to vector encoded proteins［J］. J Immunol，2009，182（10）：6051-60.

［11］　J. 萨姆布鲁克，D. W. 拉塞尔. 分子克隆实验指南［M］. 黄培堂，译 . 3 版. 北京：科学出版社，2002，1713-1719.

［12］　Shah D，Torres C，Bhandari V. Adiponectin deficiency induces mitochondrial dysfunction and promotes endothelial activation and pulmonary vascular injury［J］. FASEB J，2019，33（12）：13617-13631.

［13］　Liu L，Shi Z，Ji X，et al. Adipokines，adiposity，and atherosclerosis［J］. Cell

Mol Life Sci. 2022，79（5）：272.

[14] Li X，Zhang D，Vatner DF，et al. Mechanisms by which adiponectin reverses high fat diet-induced insulin resistance in mice[J]. Proc Natl Acad Sci U S A，2020，117（51）：32584-32593.

[15] Terra MF，García-Arévalo M，Avelino TM，et al. Obesity-Linked PPARγ Ser273 Phosphorylation Promotes Beneficial Effects on the Liver，despite Reduced Insulin Sensitivity in Mice[J]. Biomolecules，2023，13（4）：632.

[16] 刘玉和. 腺相关病毒载体的制备及其在耳蜗转基因研究中的应用[J]. 中华耳科学杂志，2006，4（4）：343-347.

[17] Mendell JR，Al-Zaidy SA，Rodino-Klapac LR，et al. Current Clinical Applications of In Vivo Gene Therapy with AAVs[J]. Mol Ther，2021，29（2）：464-488.

[18] 王莹，王爱华，田甜. 2型糖尿病合并动脉粥样硬化中内皮素-1、脂联素、C反应蛋白的水平及相关代谢指标的相关性[J]. 广东医学，2019，40（7）：1020-1024.

[19] Wang G，Wang Y，Luo Z. Effect of Adiponectin Variant on Lipid Profile and Plasma Adiponectin Levels：A Multicenter Systematic Review and Meta-Analysis[J]. Cardiovasc Ther，2022，74395266.

[20] Arita Y，Kihara S，Ouchi N，et al. Adipocyte-derived plasma protein adiponectin acts as a platelet-derived growth factor-BB-binding protein and regulates growth factor-induced common postreceptor signal in vascular smooth muscle cell[J]. Circulation，2002，105（24）：2893-8.

[21] Schultz BR，Chamberlain JS. Recombinant adeno-associated virus transduction and integration[J]. Mol Ther，2008，16（7）：1189-99. doi：10.1038/mt.2008.103. Epub 2008 May 20. PMID：18500252；PMCID：PMC2574934.

[22] Cornelissen G. Metabolic Syndrome，Adiponectin，Sleep，and the Circadian System[J]. EBioMedicine，2018，33：20-21. doi：10.1016/j.ebiom.2018.06.013. Epub 2018 Jun 20. PMID：29936138；PMCID：PMC6085504.

[23] 黄爱良，黄荣志，黄小倩，等. 动脉粥样硬化动物模型构建的方法与现状[J]. 中国组织工程研究，2015，27：4423-4428.

[24] Mattern HM，Hardin CD. Vascular metabolic dysfunction and lipotoxicity[J]. Physiol Res，2007，56（2）：149-158.

[25] Li Q，Park K，Xia Y，et al. Regulation of Macrophage Apoptosis and Atherosclerosis by Lipid-Induced PKCδ Isoform Activation[J]. Circ Res，2017，121

（10）：1153-1167.

［26］ Sachidanandam K，Elgebaly MM，Harris AK，et al. Effect of chronic and selective endothelin receptor antagonism on microvascular function in type 2 diabetes［J］. Am J Physiol Heart Circ Physiol，2008，294（6）：H2743-9.

［27］ 秦玲，陈冬梅，黄可欣，等. 兔高脂血症与血管内皮功能的关系［J］. 基础医学与临床，2007，27（7）：767-771.

［28］ 黄霖，李迎新，刘华. 实验性糖尿病大鼠动脉粥样硬化模型的建立［J］. 中国中医急症杂志，2007，16（9）：1111-1113.

［29］ 钟惠菊，李强翔，张颖，等. 糖尿病大鼠主动脉硬化模型的构建［J］. 现代生物医学进展，2008，8（3）：401-404.

［30］ Xu X，Huang X，Zhang L，et al. Adiponectin protects obesity-related glomerulopathy by inhibiting ROS/NF-$\kappa$B/NLRP3 inflammation pathway［J］. BMC Nephrol，2021，22（1）：218.

［31］ Ruan H，Dong LQ. Adiponectin signaling and function in insulin target tissues［J］. J Mol Cell Biol，2016，8（2）：101-9.

［32］ 李强翔，钟惠菊，盛杰，等. 重组腺相关病毒介导的大鼠脂联素载体的构建与鉴定［J］. 现代生物医学进展，2008，8（3）：430-433.

［33］ Liu F，Shan S，Li H，et al. Treatment of Peroxidase Derived from Foxtail Millet Bran Attenuates Atherosclerosis by Inhibition of CD36 and STAT3 in Vitro and in Vivo［J］. J Agric Food Chem，2020，68（5）：1276-1285.

［34］ Liu H，Ma J，Sun L，et al. Relationship between cognitive impairment and serum amyloid β-protein，adiponectin，and C-reactive protein levels in type Ⅱ diabetes patients［J］. Ann Palliat Med，2021，10（6）：6502-6509.

［35］ Ruan X，Zheng F，et al. PPARs and the kidney in metabolic syndrome［J］. Am J Physiol Renal Physiol，2008，294（5）：F1032-47.

［36］ 何东，李骊华. 脂联素与抵抗素对动脉粥样硬化的作用及其与血管紧张素受体拮抗剂关系［J］. 中国老年学杂志，2014，34（4）：1142-1144.

［37］ Gross B，Pawlak M，Lefebvre P，et al. PPARs in obesity-induced T2DM，dyslipidaemia and NAFLD［J］. Nat Rev Endocrinol，2017，13（1）：36-49. doi：10.1038/nrendo.2016.135. Epub 2016 Sep 16. PMID：27636730.

［38］ Katsiki N，Mantzoros C，Mikhailidis DP. Adiponectin，lipids and atherosclerosis［J］. Curr Opin Lipidol，2017，28（4）：347-354.

［39］ Gross B，Pawlak M，Lefebvre P，et al. PPARs in obesity-induced T2DM，dyslipidaemia and NAFLD［J］. Nat Rev Endocrinol，2017，13（1）：36-49.

# 第三章

# 铁皮石斛对高糖环境下胰岛 B 细胞及人脐静脉内皮细胞调节功能的研究

## 第一节　概述

### 一、铁皮石斛经 NF-κB 介导对高糖环境下 INS-1 细胞胰岛素分泌、NO 产生和 IL-1β 表达的影响

#### （一）目的

观察铁皮石斛多糖对高糖环境下 INS-1 细胞核因子-κB、胰岛素分泌、一氧化氮（Nitrogen monoxidum，NO）产生和白介素-1β（Interleukin-1β，IL-1β）表达的影响，探讨铁皮石斛多糖降血糖和保护胰岛 B 细胞的可能机制。

#### （二）方法

大鼠胰岛 B 细胞瘤株 INS-1 细胞用高糖（33.3mmol/L）孵育 48h 诱导损伤，同时用铁皮石斛多糖（100μg/mL、200μg/mL 和 400μg/mL）处理细胞 48h。实验分为对照组、高糖组、不同剂量铁皮石斛多糖（100μg/mL、200μg/mL 和 400μg/mL）组和高糖＋不同剂量铁皮石斛多糖（100μg/mL、200μg/mL 和 400μg/mL）组。采用 MTT 法和流式细胞

术分别检测细胞活力和细胞凋亡，并计算细胞凋亡率。收集细胞培养液，分别采用硝酸还原酶法和放免法检测细胞培养液中 NO 和胰岛素的水平。采用实时定量 PCR 检测细胞中 IL-1β mRNA 的表达和 Western blot 检测细胞中诱导型一氧化氮合酶（Inducible nitricoxide synthase，iNOS）蛋白、核因子-κB（Nuclear factor-kappaB，NF-κB）蛋白的表达。

**（三）结果**

（1）与对照组相比，高糖组 INS-1 细胞活力显著降低（$P < 0.05$），细胞凋亡率显著增加（$P < 0.05$），培养液中胰岛素水平明显下降（$P < 0.05$），培养液中 NO 的水平显著增加（$P < 0.05$），INS-1 细胞中 IL-1β mRNA 的表达、NF-κB 及 iNOS 蛋白表达显著增加（均 $P < 0.05$）。

（2）与对照组相比，铁皮石斛多糖（100μg/mL、200μg/mL 和 400μg/mL）没有显著影响细胞活力和细胞凋亡（$P$ 均 $> 0.05$），也没有影响培养液中 NO 的水平和 iNOS 蛋白表达（$P$ 均 $> 0.05$），但是铁皮石斛多糖（100μg/mL、200μg/mL 和 400μg/mL）以浓度依赖的方式增加培养液中胰岛素水平和 INS-1 细胞中 IL-1β mRNA 的表达（$P$ 均 $< 0.05$）。

（3）与高糖组相比，高糖＋铁皮石斛多糖（100μg/mL、200μg/mL 和 400μg/mL）组 INS-1 细胞活力显著增加（$P < 0.05$），细胞凋亡率显著降低（$P < 0.05$），培养液中胰岛素水平明显增加（$P < 0.05$），培养液中 NO 的水平显著降低（$P < 0.05$），INS-1 细胞中 NF-κB、IL-1β mRNA、的表达及 iNOS 蛋白表达显著降低（$P$ 均 $< 0.05$）。

**（四）结论**

（1）铁皮石斛多糖能促进胰岛 B 细胞胰岛素分泌，提高胰岛 B 细胞活性，减少胰岛 B 细胞的凋亡。

（2）铁皮石斛多糖能明显抑制高糖刺激下胰岛 B 细胞 NF-κB、白介素-1β 及 iNOS 的蛋白表达和 NO 分泌增加。

（3）铁皮石斛多糖保护胰岛 B 细胞可能与 NF-κB-iNOS-NO 通路有关。

## 二、铁皮石斛对高糖环境下人脐静脉内皮细胞氧化应激损伤的影响

**（一）目的**

研究铁皮石斛多糖（PDC）对体外高糖环境下人脐静脉内皮细

（HUVECs）氧化应激损伤的影响。

**（二）方法**

以体外培养的人脐静脉内皮细胞株为对象，研究了铁皮石斛多糖对高糖诱导的内皮细胞损害的保护作用。将常规培养的人脐静脉内皮细胞分为DMEM/低糖培养基组（对照组）、DMEM/高糖培养基组（33.3mmol/L）（模型组）、3个不同浓度铁皮石斛多糖高糖组（100μg/mL、200μg/mL、400μg/mL）共5组，各组细胞培养48h后MTT法测定OD值，收集细胞流式检测线粒体膜电位、活性氧和细胞内钙离子浓度，收集细胞上清液检测上清液中超氧化物歧化酶（SOD）活力和一氧化氮（NO）含量。

**（三）结果**

高糖环境下人脐静脉内皮细胞生长受到抑制，细胞线粒体膜电位（MMP）降低，细胞内钙离子浓度升高，活性氧（ROS）生成增加，超氧化物歧化酶活力降低，一氧化氮（NO）生成减少。但是铁皮石斛多糖（PDC）能剂量依赖性的有效拮抗上述改变，且有统计学意义。

**（四）结论**

铁皮石斛多糖可能通过拮抗高糖环境下的人脐静脉内皮细胞氧化应激损伤，而对人脐静脉内皮细胞具有较好的保护作用。

## 第二节　铁皮石斛经 NF-κB 介导对高糖环境下 INS-1 细胞胰岛素分泌、NO 产生和 IL-1β 表达的影响

糖尿病是一种以高血糖为主要标志的内分泌代谢性疾病。最新的资料显示，我国目前罹患糖尿病的人数约为 9240 万，20 岁以上人群糖尿病患病率为 9.7%，而前期糖尿病患病率高达 15.5%。随着我国人口逐年老龄化，糖尿病的发病率也逐年上升，糖尿病已成为我国一大公共卫生问题。

目前认为糖尿病发病的机制主要是胰岛 B 细胞的凋亡和功能障碍导致胰岛素分泌减少以及靶细胞对胰岛素敏感性下降。糖尿病患者胰岛 B 细胞凋亡的机制十分复杂，目前还没有完全阐明。因此有效遏制胰岛 B 细胞凋

亡，对阻止糖尿病的发生发展具有极其重要的意义。细胞凋亡是指机体为维持内环境稳定，由基因调控的细胞自主并有序的死亡，又叫做程序性细胞死亡，是真核细胞的一种特殊的死亡形式。对调节细胞群体相对恒定来说，细胞凋亡与细胞有丝分裂完全相反，是一个受基因调控、多因素参与的遗传机制。假如细胞凋亡异常，会引起许多疾病，包括糖尿病、心血管疾病、神经退行性变等多种疾病的发生，因此胰岛 B 细胞的凋亡及其机制的研究有重要意义。对胰岛 B 细胞凋亡的机制目前研究认为主要与细胞因子、高糖毒性、高脂毒性以及氧化应激有关。由于胰岛 B 细胞的破坏是由多种环境因素和免疫机制相互作用而引起的，其破坏的详细机制尚不清楚。

细胞因子在胰岛的炎性浸润中起着重要作用，其中 IL-1β、干扰素-γ（Interferon-γ，IFN-γ）和肿瘤坏死因子-α（Tumor necrosis factor-α，TNF-α）等均为导致胰岛 B 细胞损伤的主要因子。其中白介素-1β（Interleukin-1β，IL-1β）对胰岛 B 细胞的损伤发挥着十分重要的作用。IL-1β 是一种主要由单核-巨噬细胞和内皮细胞等分泌的细胞因子，具有广泛的生物学效应。IL-1β 与胰岛 B 细胞表面的受体结合，通过一系列信号转导途径，导致了细胞胞内基因及蛋白质合成的变化，从而引起了胰岛素分泌的抑制。研究表明，IL-1β 对胰岛 B 细胞的损伤作用主要是 iNOS 及其产物 NO 介导的。Kin EK 等研究认为 IL-1β 造成胰岛细胞死亡与 NO 的生成有关。它主要通过 2 条途径损伤胰岛 B 细胞：①通过诱导可诱导型一氧化氮合酶（Inducible nitricoxidesynthase，iNOS）大量表达后产生过量的 NO，从而损伤胰岛 B 细胞。②通过激活炎症通路核内因子 κB（NF-κB）上调正常胰岛 B 细胞 Fas［Ⅰ型跨膜受体蛋白，属于肿瘤坏死因子/神经生长因子受体（TNFR/NGFR）家族］表达，当 Fas 与 FasL（Fas 配体分子）相结合时，即可通过下游通路诱导胰岛 B 细胞凋亡。细胞因子家族的一员 IL-1Ra 在不激活信号通路的前提下，可拮抗性的与细胞膜的 IL-1β 受体结合，阻断细胞因子对胰岛 B 细胞的损伤作用。

高浓度 NO 是损伤胰岛 B 细胞的终末效应因子。NO 可通过 cGMP 和蛋白激酶（PK）G 诱导胰岛 B 细胞凋亡。NO 可与可溶性鸟苷酸环化酶（GC）中的含铁血红素结合，从而激活 GC，使 cGMP 生成增多，通过 cGMP 依赖性 PK 诱导胰岛 B 细胞凋亡。另外，NO 可使胰岛 B 细胞 Fas 表达增多，通过 Fas 途径诱导胰岛 B 细胞凋亡。此外，NO 还可使胰岛 B

细胞的肿瘤抑制因子 p53 表达上调，该过程可能也与 NO 介导的胰岛 B 细胞凋亡相关。而 NO 主要由诱导型一氧化氮合酶（iNOS）产生。一氧化氮（NO）是活性氮（RNS）系统中重要的生物活性物质。NF-$\kappa$B 是一种多效转录因子。近年的研究表明，NF-$\kappa$B 与糖尿病血管病变的发生、发展密切相关，也是众多信号传导环节的汇聚点。正常细胞中 NF-$\kappa$B 一般处于失活状态，主要以二聚体 P50-P65 形式与其抑制蛋白（I-$\kappa$B）结合存在。多种刺激，如细胞因子、活性氧等，可诱导 I-$\kappa$B 磷酸化使二聚体解离，NF-$\kappa$B 被激活，与凋亡相关基因结合促进基因转录，诱导细胞凋亡。在糖尿病血管病变中，高糖引起 NF-$\kappa$B 的持续过度激活，被认为是启动糖尿病血管病变的关键因素。高浓度葡萄糖可以诱导胰岛 B 细胞 NF-$\kappa$B 表达增加，细胞色素 C 释放增强，同时诱导胰岛 B 细胞凋亡，提示 NF-$\kappa$B 的激活与胰岛 B 细胞凋亡可能存在必然的联系，抑制 NF-$\kappa$B 活性可能对于保护胰岛 B 细胞有重要作用。并有研究表明，胰岛 B 细胞发生氧化性损伤而凋亡时，NFNO$\kappa$B 得以激活，iNOS 及 NO 水平升高，应用 iNOS 抑制剂或自由基清除剂后可以抑制上述效应，进一步揭示 NF-$\kappa$Bp65-iNOS-NO 途径参与了氧化应激损伤，导致胰岛 B 细胞发生凋亡。胰岛 B 细胞在高糖刺激下产生大量 IL-1$\beta$ 和活性氧（ROS）、活性氮（RNS），对胰岛 B 细胞产生糖毒性，诱发其凋亡，其中 NO 和 IL-1$\beta$ 在此过程中起着重要作用。

铁皮石斛（Dendrobium candidum，DC）是我国传统的名贵中药材，具有健脾养胃、滋阴补肾、润肺生津等功效，用于治疗慢性萎缩性胃炎、高血压、糖尿病以及抗肿瘤、抗氧化、抗衰老等。研究表明，铁皮石斛能通过调节胰岛 A、B 细胞分泌的激素水平发挥降血糖作用，具有胰内和胰外降血糖的作用。细茎石斛多糖能显著降低四氧嘧啶诱导的糖尿病小鼠的血糖水平升高，提高糖尿病小鼠的葡萄糖耐量。而迭鞘石斛多糖也能显著降低四氧嘧啶诱导的糖尿病小鼠空腹血糖水平，逆转了糖尿病小鼠糖耐量的降低。此外铁皮石斛多糖还对血管内皮细胞有保护作用。上述报道为铁皮石斛具有调节血糖和细胞保护作用提供了一定的依据。但是对铁皮石斛的降血糖和保护胰岛 B 细胞的作用机制尚不完全清楚。高浓度葡萄糖可以诱导胰岛细胞 NF-$\kappa$B 因子的表达增加，同时诱导胰岛细胞凋亡，提示 NF-$\kappa$B 的激活与胰岛细胞凋亡可能存在必然的联系，NF-$\kappa$B 过度表达，可导致炎症反应，IL-1β 表达增加，从而诱导细胞凋亡。研究表明，PDC 可以发挥抑制高糖诱导的血管内皮细胞 NF-κB 因子的过量表达的作用。提示我们干预 NF-κB 信号通路可能成为治疗 2 型糖尿病一个新的途径，应引起充分重视。

　　由于细胞分化不完全及表型不稳定，目前仍没有非常适合代替原代胰岛 B 细胞进行功能研究用的细胞系。已经建立的胰岛 B 细胞系主要分两类：动物胰岛 B 细胞瘤起源的细胞系（如 RIN、INS 细胞系）和人 B 细胞起源的细胞系，各种细胞系的生物学特征方面各不相同，但都保留了某些正常胰岛 B 细胞功能特征。INS 细胞基本保持了小鼠正常胰岛 B 细胞的形态，它是多边形上皮样细胞，呈簇状生长，免疫化学实验证实，INS 细胞主要分泌胰岛素，小于或等于 0.5％的细胞分泌胰高血糖素，其胰岛素的基础分泌情况与正常的胰岛 B 细胞无显著性差异。因此，可用 INS 细胞替代小鼠正常胰岛 B 细胞进行胰岛素依赖型糖尿病的基础研究。故我们拟用不同浓度的铁皮石斛多糖处理体外高糖环境下胰岛 B 细胞（INS-1 细胞系），观察其对胰岛 B 细胞活性及凋亡的影响、检测培养液中胰岛素和 NO 的含量以及细胞中 IL-1β、NF-κB 因子和 iNOS 蛋白的表达，观察 PDC 是否通过 NF-κB-iNOS-NO 信号通路改善高糖环境下 NO 的分泌，看其是否是通过抑制高糖环境下的胰岛 B 细胞 NF-κB 因子活化，减少 iNOS 蛋白表达和 NO 的生成，增加胰岛素分泌从而发挥降血糖和胰岛 B 细胞保护作用的功效。从铁皮石斛抑制细胞因子表达的角度来研究其降血糖和胰岛 B 细胞保护的作用，为糖尿病的治疗提供新方向。

## 一、实验材料与方法

### 1. 实验细胞来源

大鼠胰岛 B 细胞瘤株 INS-1 细胞。

### 2. 主要试剂

铁皮石斛多糖；C6H1206；磷酸盐缓冲液；RPMI1640 基础培养基（含糖）；RPMI1640 基础培养基（无糖）；胎牛血清（FBS）；清霉素、链霉素溶液（100×）；β-巯基乙醇（培养细胞用）；丙酮酸钠粉；噻唑蓝（MTT）；AnnexinV-FITC 细胞凋亡试剂盒；NO 检测试剂盒；化学发光剂；硝酸素纤维膜（NC）；BCA 蛋白含量测定试剂。

### 3. 主要仪器设备

倒置普通光学显微镜；3K15 低温离心机；酶标仪；96 孔酶标板；SWCJ-IFD 型净化工作台；低温高速离心机 5804R 型；−80℃冰箱；$CO_2$ 细胞培养箱；细胞冻存管；一次性六孔培养板；一次性细胞培养皿（25mL）；一次性离心管（15mL）；一次性 12 孔培养板；一次性无菌针头式微孔滤器（0.22μm）；Elx-800 酶联免疫检测仪；电子分析天平；FAC-SCalibur 型流式细胞仪；高压蒸汽灭菌器；ND100NanoDrop 分光光度计；pH 调节计；微量移液器；ABI 7500 荧光定量扩增仪；图像分析系统；722 分光光度计。

## 二、结果

### （一）高糖和 PDC 对 INS-1 细胞活力的影响

结果如表 3-1 和图 3-1 所示：与对照组比较，高糖组 INS-1 细胞活力显著降低（$P<0.05$）；而相同浓度的甘露醇组与对照组比较细胞活力没有显著性差异（$P>0.05$），表明高糖导致 INS-1 细胞活力降低，诱导细胞损伤与渗透压无关。铁皮石斛多糖（100μg/mL、200μg/mL 和 400μg/mL）组的细胞活力与对照组比较没有显著性差异（$P$ 均$>0.05$）。与高糖组比较，高糖＋铁皮石斛多糖（100μg/mL、200μg/mL 和 400μg/mL）组细胞活力均显著增加，呈现浓度依赖性（$P$ 均$<0.05$）。

表 3-1　高糖和 PDC 对 INS-1 细胞活力的影响

| 组别 | OD 值 |
| --- | --- |
| 对照组 | 0.98±0.06 |
| 高糖(33.3mmol/L)组 | 0.42±0.04* |
| 甘露醇(33.3mmol/L)组 | 1.04±0.12 |
| 铁皮石斛多糖(100μg/mL)组 | 0.94±0.11 |
| 铁皮石斛多糖(200μg/mL)组 | 1.03±0.09 |
| 铁皮石斛多糖(400μg/mL)组 | 0.96±0.08 |
| 高糖＋铁皮石斛多糖(100μg/mL)组 | 0.61±0.07# |
| 高糖＋铁皮石斛多糖(200μg/mL)组 | 0.81±0.09# ▲ |
| 高糖＋铁皮石斛多糖(400μg/mL)组 | 0.95±0.10# ▲◆ |

注：大鼠胰岛 B 细胞瘤株 INS-1 细胞用高糖（33.3mmol/L）或铁皮石斛多糖（100μg/mL、200μg/mL 和 400μg/mL）以及两者共同孵育 48h。MTT 法检测细胞活力。所有数据用 $\bar{x}±S$ 表示（$n=3$）。* $P<0.05$，与对照组比较；# $P<0.05$，与高糖组比较；▲ $P<0.05$，与高糖＋铁皮石斛多糖（100μg/mL）组比较；◆ $P<0.05$，与高糖＋铁皮石斛多糖（200μg/mL）组比较。

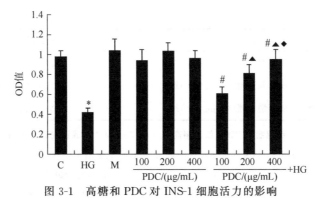

图 3-1　高糖和 PDC 对 INS-1 细胞活力的影响

大鼠胰岛 B 细胞瘤株 INS-1 细胞用高糖（33.3mmol/L）或铁皮石斛多糖（100μg/mL、200μg/mL 和 400μg/mL）以及两者共同孵育48h。MTT法检测细胞活力。C：对照组；HG：高糖组；M：甘露醇组；PDC：铁皮石斛多糖组；HG＋PDC：高糖＋铁皮石斛多糖组。所有数据用 $\bar{x}\pm S$ 表示（$n=3$）。$^*P<0.05$，与对照组比较；$^{\#}P<0.05$，与高糖组比较；$^{\blacktriangle}P<0.05$，与高糖＋铁皮石斛多糖（100μg/mL）组比较；$^{\blacklozenge}P<0.05$，与高糖＋铁皮石斛多糖（200μg/mL）组比较

## （二）高糖和 PDC 对 INS-1 细胞凋亡的影响

结果如表 3-2 和图 3-2 所示：高糖组 INS-1 细胞凋亡率与对照组比较显著增加（$P<0.05$）；而相同浓度的甘露醇组与对照组比较细胞凋亡率没有显著性差异（$P>0.05$），表明高糖导致 INS-1 细胞凋亡增加，诱导细胞损伤与渗透压无关。铁皮石斛多糖（100μg/mL、200μg/mL 和 400μg/mL）组的细胞凋亡率与对照组比较没有显著性差异（$P$ 均$>0.05$）。高糖＋铁皮石斛多糖（100μg/mL、200μg/mL 和 400μg/mL）组与高糖组比较，铁皮石斛多糖以浓度依赖的方式降低了高糖诱导的细胞凋亡（$P$ 均$<0.05$）。

表 3-2　高糖和 PDC 对 INS-1 细胞凋亡的影响

| 组别 | 细胞凋亡率 |
| --- | --- |
| 对照组 | $6.74\pm0.65$ |
| 高糖(33.3mmol/L)组 | $46.78\pm6.41^*$ |
| 甘露醇(33.3mmol/L)组 | $7.14\pm0.61$ |
| 铁皮石斛多糖(100μg/mL)组 | $6.95\pm0.46$ |
| 铁皮石斛多糖(200μg/mL)组 | $7.88\pm0.91$ |
| 铁皮石斛多糖(400μg/mL)组 | $7.61\pm0.81$ |

续表

| 组别 | 细胞凋亡率 |
| --- | --- |
| 高糖＋铁皮石斛多糖(100μg/mL)组 | 31.56±4.83[#] |
| 高糖＋铁皮石斛多糖(200μg/mL)组 | 18.34±3.16[# ▲] |
| 高糖＋铁皮石斛多糖(400μg/mL)组 | 9.27±0.87[# ▲◆] |

　　注：大鼠胰岛 B 细胞瘤株 INS-1 细胞用高糖（33.3mmol/L）或铁皮石斛多糖（100μg/mL、200μg/mL 和 400μg/mL）以及两者共同孵育 48h。采用流式细胞术检测细胞凋亡。所有数据用 $\bar{x}\pm S$ 表示（$n=3$）。[*] $P<0.05$，与对照组比较；[#] $P<0.05$，与高糖组比较；[▲] $P<0.05$，与高糖＋铁皮石斛多糖（100μg/mL）组比较；[◆] $P<0.05$，与高糖＋铁皮石斛多糖（200μg/mL）组比较。

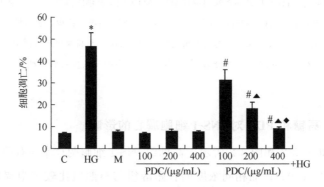

图 3-2　高糖和 PDC 对 INS-1 细胞凋亡的影响

　　大鼠胰岛 B 细胞瘤株 INS-1 细胞用高糖（33.3mmol/L）或铁皮石斛多糖（100μg/mL、200μg/mL 和 400μg/mL）以及两者共同孵育 48h。采用流式细胞术检测细胞凋亡。C：对照组；HG：高糖组；M：甘露醇组；PDC：铁皮石斛多糖组；HG＋PDC：高糖＋铁皮石斛多糖组。所有数据用 $\bar{x}\pm S$ 表示（$n=3$）。[*] $P<0.05$，与对照组比较；[#] $P<0.05$，与高糖组比较；[▲] $P<0.05$，与高糖＋铁皮石斛多糖（100μg/mL）组比较；[◆] $P<0.05$，与高糖＋铁皮石斛多糖（200μg/mL）组比较

### （三）高糖和 PDC 对 INS-1 细胞胰岛素分泌的影响

　　与对照组比较，高糖组 INS-1 细胞培养液中胰岛素水平显著下降（$P<0.05$）。铁皮石斛多糖（100μg/mL、200μg/mL 和 400μg/mL）组的细胞培养液中胰岛素水平与对照组比较以浓度依赖的方式增加培养液中胰岛素水平（$P$ 均<0.05）。高糖＋铁皮石斛多糖（100μg/mL、200μg/mL 和 400μg/mL）组与高糖组比较，培养液中胰岛素水平显著增加，呈浓度依赖性（$P$ 均<0.05）（表 3-3 和图 3-3）。

**表 3-3　高糖和 PDC 对细胞培养液中胰岛素含量的影响**

| 组别 | 胰岛素含量/($\mu$IU/mL) |
|---|---|
| 对照组 | 436.60±24.45 |
| 高糖(33.3mmol/L)组 | 214.86±18.68* |
| 铁皮石斛多糖(100$\mu$g/mL)组 | 534.11±28.25# |
| 铁皮石斛多糖(200$\mu$g/mL)组 | 602.22±42.07#▼ |
| 铁皮石斛多糖(400$\mu$g/mL)组 | 684.85±52.63#▼★ |
| 高糖＋铁皮石斛多糖(100$\mu$g/mL)组 | 291.00±18.56# |
| 高糖＋铁皮石斛多糖(200$\mu$g/mL)组 | 345.78±21.02#▲ |
| 高糖＋铁皮石斛多糖(400$\mu$g/mL)组 | 416.01±25.10#▲◆ |

注：高糖（33.3mmol/L）或铁皮石斛多糖（100$\mu$g/mL、200$\mu$g/mL 和 400$\mu$g/mL）以及两者共同孵育48h。收集细胞培养液，采用放免法检测培养液中胰岛素的水平。所有数据用 $\bar{x}\pm S$ 表示（$n=3$）。* $P<0.05$，与对照组比较；▼ $P<0.05$，与铁皮石斛多糖（100$\mu$g/mL）组比较；★ $P<0.05$，与铁皮石斛多糖（200$\mu$g/mL）组比较；# $P<0.05$，与高糖组比较；▲ $P<0.05$，与高糖＋铁皮石斛多糖（100$\mu$g/mL）组比较；◆ $P<0.05$，与高糖＋铁皮石斛多糖（200$\mu$g/mL）组比较。

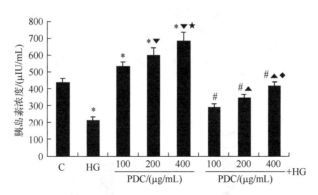

图 3-3　高糖和 PDC 对细胞培养液中胰岛素含量的影响

高糖（33.3mmol/L）或铁皮石斛多糖（100$\mu$g/mL、200$\mu$g/mL 和 400$\mu$g/mL）以及两者共同孵育48h。收集细胞培养液，采用放免法检测培养液中胰岛素的水平。C：对照组；HG：高糖组；PDC：铁皮石斛多糖组；HG＋PDC：高糖＋铁皮石斛多糖组。所有数据用 $\bar{x}\pm S$ 表示（$n=3$）。* $P<0.05$，与对照组比较；▼ $P<0.05$，与铁皮石斛多糖（100$\mu$g/mL）组比较；★ $P<0.05$，与铁皮石斛多糖（200$\mu$g/mL）组比较；# $P<0.05$，与高糖组比较；▲ $P<0.05$，与高糖＋铁皮石斛多糖（100$\mu$g/mL）组比较；◆ $P<0.05$，与高糖＋铁皮石斛多糖（200$\mu$g/mL）组比较

## （四）高糖和 PDC 对 INS-1 细胞中 IL-1β mRNA 表达的影响

结果如表 3-4 和图 3-4 所示：高糖组 INS-1 细胞中 IL-1β mRNA 表达与对照组比较显著上调（$P<0.05$）。与对照组比较，铁皮石斛多糖

（100μg/mL、200μg/mL 和 400μg/mL）以浓度依赖的方式下调了 INS-1 细胞中 IL-1β mRNA 表达（$P$ 均＜0.05）。与高糖组比较，高糖＋铁皮石斛多糖（100μg/mL、200μg/mL 和 400μg/mL）组 INS-1 细胞中 IL-1β mRNA 表达显著降低，呈浓度依赖性（$P$ 均＜0.05）。

**表 3-4　高糖和 PDC 对 INS-1 细胞中 IL-1β mRNA 表达的影响**

| 组别 | IL-1β 的相对表达水平/% |
| --- | --- |
| 对照组 | 100.00±0.00 |
| 高糖(33.3mmol/L)组 | 214.24±22.17* |
| 铁皮石斛多糖(100μg/mL)组 | 81.56±8.44* |
| 铁皮石斛多糖(200μg/mL)组 | 64.33±7.23*▼ |
| 铁皮石斛多糖(400μg/mL)组 | 37.26±5.52*▼★ |
| 高糖＋铁皮石斛多糖(100μg/mL)组 | 161.22±18.45# |
| 高糖＋铁皮石斛多糖(200μg/mL)组 | 106.79±14.36#▲ |
| 高糖＋铁皮石斛多糖(400μg/mL)组 | 82.34±7.53#▲◆ |

注：高糖（33.3mmol/L）或铁皮石斛多糖（100μg/mL、200μg/mL 和 400μg/mL）以及两者共同孵育48h。收集细胞提出细胞总 RNA，采用实时定量 PCR 检测细胞中 IL-1β mRNA 表达。所有数据用 $\bar{x}±S$ 表示（$n=3$）。* $P<0.05$，与对照组比较；▼ $P<0.05$，与铁皮石斛多糖（100μg/mL）组比较；★ $P<0.05$，与铁皮石斛多糖（200μg/mL）组比较；# $P<0.05$，与高糖组比较；▲ $P<0.05$，与高糖＋铁皮石斛多糖（100μg/mL）组比较；◆ $P<0.05$，与高糖＋铁皮石斛多糖（200μg/mL）组比较。

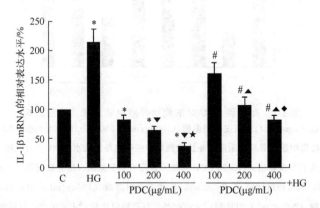

**图 3-4　高糖和 PDC 对 INS-1 细胞中 IL-1β mRNA 表达的影响**

高糖（33.3mmol/L）或铁皮石斛多糖（100μg/mL、200μg/mL 和 400μg/mL）以及两者共同孵育48h。采用实时定量 PCR 检测 INS-1 细胞中 IL-1β mRNA 表达。C：对照组；HG：高糖组；PDC：铁皮石斛多糖组；HG＋PDC：高糖＋铁皮石斛多糖组。所有数据用 $\bar{x}±S$ 表示（$n=3$）。* $P<0.05$，与对照组比较；▼ $P<0.05$，与铁皮石斛多糖（100μg/mL）组比较；★ $P<0.05$，与铁皮石斛多糖（200μg/mL）组比较；# $P<0.05$，与高糖组比较；▲ $P<0.05$，与高糖＋铁皮石斛多糖（100μg/mL）组比较；◆ $P<0.05$，与高糖＋铁皮石斛多糖（200μg/mL）组比较

### （五）高糖和 PDC 对 INS-1 细胞培养液中 NO 含量的影响

结果如表 3-5 和图 3-5 所示：高糖组 INS-1 细胞培养液中 NO 含量与对照组比较显著增加（$P < 0.05$）。与对照组比较，铁皮石斛多糖（$100\mu g/mL$、$200\mu g/mL$ 和 $400\mu g/mL$）组 INS-1 细胞培养液中 NO 含量没有显著性差异（$P$ 均＞0.05）。与高糖组比较，高糖＋铁皮石斛多糖（$100\mu g/mL$、$200\mu g/mL$ 和 $400\mu g/mL$）组 INS-1 细胞中培养液中 NO 含量显著降低，呈浓度依赖性（$P$ 均＜0.05）。

表 3-5　高糖和 PDC 对 INS-1 细胞培养液中 NO 含量的影响

| 组别 | NO 含量/($\mu$mol/L) |
| --- | --- |
| 对照组 | 5.78±0.31 |
| 高糖(33.3mmol/L)组 | 12.14±0.95* |
| 铁皮石斛多糖(100$\mu$g/mL)组 | 6.75±0.84 |
| 铁皮石斛多糖(200$\mu$g/mL)组 | 5.59±0.42 |
| 铁皮石斛多糖(400$\mu$g/mL)组 | 6.13±0.85 |
| 高糖＋铁皮石斛多糖(100$\mu$g/mL)组 | 10.98±0.84# |
| 高糖＋铁皮石斛多糖(200$\mu$g/mL)组 | 7.43±0.23#▲ |
| 高糖＋铁皮石斛多糖(400$\mu$g/mL)组 | 6.51±0.16#▲◆ |

注：高糖（33.3mmol/L）或铁皮石斛多糖（$100\mu g/mL$、$200\mu g/mL$ 和 $400\mu g/mL$）以及两者共同孵育48h。收集细胞提出细胞总 RNA，采用实时定量 PCR 检测细胞中 IL-1β mRNA 表达。所有数据用 $\bar{x}\pm S$ 表示（$n=3$）。* $P < 0.05$，与对照组比较；# $P < 0.05$，与高糖组比较；▲ $P < 0.05$，与高糖＋铁皮石斛多糖（$100\mu g/mL$）组比较；◆ $P < 0.05$，与高糖＋铁皮石斛多糖（$200\mu g/mL$）组比较。

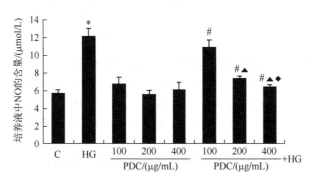

图 3-5　高糖和 PDC 对 INS-1 细胞培养液中 NO 含量的影响

高糖（33.3mmol/L）或铁皮石斛多糖（$100\mu g/mL$、$200\mu g/mL$ 和 $400\mu g/mL$）以及两者共同孵育48h。收集细胞培养液，采用硝酸还原酶法检测培养液中 NO 的水平。C：对照组；HG：高糖组；PDC：铁皮石斛多糖组；HG＋PDC：高糖＋铁皮石斛多糖组。所有数据用 $\bar{x}\pm S$ 表示（$n=3$）。* $P < 0.05$，与对照组比较；# $P < 0.05$，与高糖组比较；▲ $P < 0.05$，与高糖＋铁皮石斛多糖（$100\mu g/mL$）组比较；◆ $P < 0.05$，与高糖＋铁皮石斛多糖（$200\mu g/mL$）组比较

### （六）高糖和 PDC 对 INS-1 细胞中 iNOS 表达的影响

与对照组比较，高糖组 INS-1 细胞中 iNOS 蛋白的表达显著上调（$P<0.05$）。与对照组比较，铁皮石斛多糖（100$\mu$g/mL、200$\mu$g/mL 和 400$\mu$g/mL）组 INS-1 细胞中 iNOS 蛋白的表达没有显著性差异（$P$ 均>0.05）。与高糖组比较，高糖＋铁皮石斛多糖（100$\mu$g/mL、200$\mu$g/mL 和 400$\mu$g/mL）组 INS-1 细胞中 iNOS 蛋白的表达显著降低，具有浓度依赖性（$P$ 均<0.05）（图 3-6）。

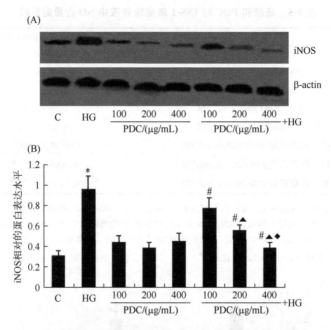

图 3-6　高糖和 PDC 对 INS-1 细胞中 iNOS 蛋白表达的影响

高糖（33.3mmol/L）或铁皮石斛多糖（100$\mu$g/mL、200$\mu$g/mL 和 400$\mu$g/mL）以及两者共同孵育 48h。收集细胞提取细胞总蛋白，采用 Western blot 检测细胞中 iNOS 蛋白的表达。C：对照组；HG：高糖组；PDC：铁皮石斛多糖组；HG＋PDC：高糖＋铁皮石斛多糖组。所有数据用 $\bar{x}\pm S$ 表示（$n=3$）。$^*P<0.05$，与对照组比较；$^\#P<0.05$，与高糖组比较；$^\blacktriangle P<0.05$，与高糖＋铁皮石斛多糖（100$\mu$g/mL）组比较；$^\blacklozenge P<0.05$，与高糖＋铁皮石斛多糖（200$\mu$g/mL）组比较

### （七）铁皮石斛对高糖浓度下 INS-1 细胞内 NF-$\kappa$B 蛋白水平的影响

高糖（35.0mmol/L）或铁皮石斛多糖（100$\mu$g/mL、200$\mu$g/mL 和 400$\mu$g/mL）以及两者共同孵育 48h。收集细胞提取细胞总蛋白，采用

Western blot 检测细胞中 NF-κB 蛋白的表达。如图 3-7、图 3-8 所示：高糖组 INS-1 细胞内 NF-κB 表达与对照组比较明显上调（$P<0.05$）。与对照组比较，铁皮石斛多糖（100μg/mL、200μg/mL 和 400μg/mL）组 INS-1 细胞内 NF-κB 表达没有显著性差异（$P$ 均$>0.05$）。与高糖组比较，高糖＋铁皮石斛多糖（100μg/mL、200μg/mL 和 400μg/mL）组 Min6 细胞中 NF-κB 表达显著降低，呈浓度依赖性（$P$ 均$<0.05$）。

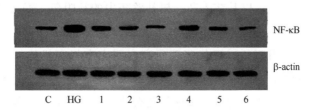

图 3-7　铁皮石斛对高糖环境下 INS-1 细胞中 NF-κB 的影响

C：对照组（25mmol/L）；HG：高糖组（35mmol/L）；1：PDC（100μg/mL）；

2：PDC（200μg/mL）；3：PDC（400μg/mL）；4：高糖＋PDC（100μg/mL）；

5：高糖＋PDC（200μg/mL）；6：高糖＋PDC（400μg/mL）

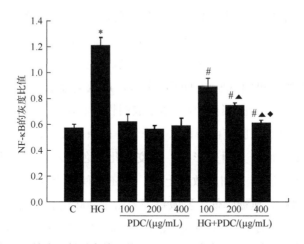

图 3-8　铁皮石斛对高糖环境下 INS-1 细胞中 NF-κB 表达的影响

C：对照组；HG：高糖组；PDC：铁皮石斛多糖组；HG＋PDC：高糖＋铁皮石斛多糖组。* 与对照组比较，$P<0.05$；# 与高糖组比较，$P<0.05$；▲ 与高糖＋铁皮石斛多糖（100μg/mL）组比较，$P<0.05$；◆ 与高糖＋铁皮石斛多糖（200μg/mL）组比较，$P<0.05$。所有数据用 $\bar{x}\pm S$ 表示（$n=3$）。* $P<0.05$，与对照组比较；# $P<0.05$，与高糖组比较；▲ $P<0.05$，与高糖＋铁皮石斛多糖（100μg/mL）组比较；◆ $P<0.05$，与高糖＋铁皮石斛多糖（200μg/mL）组比较

## 三、讨论

铁皮石斛是我国传统的名贵中药材，为兰科多年生附生草本植物。生于海拔达 1600 米的山地半阴湿的岩石上，喜温暖湿润气候和半阴半阳的环境，不耐寒。一般能耐 $-5\,℃$ 的低温。石斛可分为黄草、金钗、马鞭等数十种，铁皮石斛为石斛之极品，它因表皮呈铁绿色而得名。铁皮石斛具有独特的药用价值，以其茎入药，属补益药中的补阴药。据《中药志》记载，石斛有"养阴益胃，生津止渴"的功效，在许多治疗糖尿病的中药方剂中也有大量采用石斛，现代药理研究表明它有提高机体抵抗力和免疫力、抗肿瘤和防治白内障等功能。从药理学和植物化学成分分析表明铁皮石斛中主要的生物活性物质是多糖类化合物，且含量较高。研究表明，石斛类多糖具有抑制胰岛 B 细胞凋亡和坏死，保护胰岛 B 细胞而起到防治糖尿病，并具有抵抗钙超载，抑制视网膜细胞凋亡的作用，还具有对其他细胞的保护和修复作用。

胰岛 B 细胞的凋亡或功能障碍导致胰岛素的分泌相对或绝对不足是糖尿病发病机制中的关键环节，而近来研究表明，铁皮石斛能促进胰岛 B 细胞分泌胰岛素，抑制胰岛 A 细胞分泌胰高血糖素，并能抑制肝糖原分解和促进肝糖原合成。吴昊姝等采用肾上腺素性高血糖小鼠、正常小鼠、链脲佐菌素性糖尿病（STZ DM）大鼠，用放射免疫分析和免疫组化 HRP SPA 染色等方法进行研究。结果表明铁皮石斛使 STZ DM 大鼠的血清胰岛素水平升高、胰高血糖素水平降低、血糖值降低，但对正常小鼠血清胰岛素水平及血糖无明显影响。免疫组化染色显示，给药大鼠胰岛 A 细胞数量下降，胰岛 B 细胞数量上升。它还可使肾上腺素性高血糖小鼠肝糖原含量增高、血糖降低。罗傲霜等采用尾静脉注射四氧嘧啶造成高血糖动物模型，按低剂量（30mg/kg）、中剂量（100mg/kg）和高剂量（300mg/kg）的迭鞘石斛多糖分别灌胃给药，同时设阴性对照组和阳性对照组，测定血糖水平。结果表明，迭鞘石斛多糖能显著增强高血糖大鼠的糖耐量，降低高血糖小鼠空腹血糖，而对正常大鼠糖耐量和正常小鼠空腹血糖没有明显影响。陈云龙等实验发现 100mg/kg、200mg/kg 两个剂量的细茎石斛多糖均能显著降低四氧嘧啶或肾上腺素引起的糖尿病小鼠的血糖水平，提高糖尿病小鼠的葡萄糖耐量。大量实验证实了铁皮石斛多糖能促进胰岛 B 细胞分泌胰岛素，从而达到降低血糖的效果。

本实验通过将不同浓度的铁皮石斛多糖作用于体外高糖培养的 INS-1 细胞后，与 33.3mmol/L 高糖组比较，其 INS-1 细胞分泌胰岛素显著升高，提示铁皮石斛多糖能够促进 INS-1 细胞分泌胰岛素达到降血糖的功效。研究发现，2 型糖尿病的发生是一个慢性炎症的过程，目前已形成糖尿病的炎症发病学说。炎症激活机体非特异性免疫系统，巨噬细胞、脂肪细胞和内皮细胞等生成大量细胞因子，主要是白细胞介素-1（IL-1）、白细胞介素-6（IL-6）和肿瘤坏死因子-α（TNF-α）等。这些细胞因子除作用于肝脏产生急性期蛋白外，还通过其他途径导致胰岛 B 细胞凋亡和胰岛素抵抗，免疫机制在 2 型糖尿病的发生、发展中起着重要的作用。故在胰岛 B 细胞的破坏机制中，细胞因子的作用一直受到关注，IL-1β 是这些细胞因子中的典型代表。很多研究表明，IL-1β 对正常胰岛 B 细胞具有明显的抑制作用和细胞毒性作用，但对 INS-1 细胞的作用研究不多。

糖脂代谢紊乱诱导细胞功能损伤的病理过程有多条信号通路共同参与。NF-κB、PKC、p38MAPK 及 PI3K/Akt 等信号传导通路被研究较多，其中又以 NF-κB 通路在多条信号通路的激活和/或发挥效应的信息传递中均起到了重要作用。核转录因子 NF-κB 是 Rel/NF-κB 蛋白家族中非常重要的一员，该蛋白家族通过一个高度保守的 Rel 同源域（RH）（即 DNA 结合/二聚化结构域）而联系在一起。NF-κB 在胞浆内通常以同源或异源二聚体的形式存在，其最常见的形式为 p50/p65 异源二聚体，NF-κB 活化二聚体会在 NF-κB 信号通路激活后，易位进入细胞核内，并与细胞核内的靶基因在 κB 位点发生特异性结合，从而控制调节下游基因的表达。NF-κB 广泛存在各种细胞中，是一种基因多显性转录因子，它不但控制着细胞因子、生长因子、细胞黏附分子和凝血系统一些成分的基因表达，在不同的细胞组织环境和不同刺激条件下，其被激活可通过控制多种不同靶基因的转录，参与细胞生长凋亡、炎症反应以及免疫等多种病理生理过程，对细胞的生长发育、分化、凋亡以及肿瘤的转移具有重要的生理意义，其在促进细胞的凋亡和抑制细胞凋亡的信号传递在不同的细胞作用十分复杂。

目前国内有学者证实胰岛 B 细胞系 INS-1 在高糖环境中（葡萄糖浓度为 11.1～33.3mmol/L）体外培养可诱导其表达细胞因子 IL-1β 且呈葡

萄糖浓度依赖性。而 IL-β 通过 2 条途径损伤正常胰岛 B 细胞。一条通过诱导型一氧化氮合酶（iNOS）基因大量表达，导致 NO 的过量生成，而 NO 可直接损伤大分子物质，抑制三羧酸循环和使呼吸链短路，尤其与超氧阴离子（$O^{2-}$）等活性氧（ROS）反应生成过氧亚硝基阴离子（$ONO^{2-}$），导致组织细胞功能受损甚至死亡，因此，NO 通过细胞毒作用参与多种疾病的发生发展。另一条途径是通过激活炎症通路核内因子 KB（NF-κB）上调正常胰岛 B 细胞 Fas［Ⅰ型跨膜受体蛋白，属于肿瘤坏死因子/神经生长因子受体（TNFR/NGFR）家族］表达损伤胰岛细胞。而 NO 主要由诱导型一氧化氮合酶（iNOS）产生。一氧化氮（NO）是活性氮（RNS）系统中的重要生物活性物质。胰岛 B 细胞在高糖刺激下产生大量活性氧（ROS）、活性氮（RNS）和 IL-1β，对胰岛 B 细胞产生糖毒性，诱发其凋亡，其中 NO 和 IL-1β 在此过程中起着重要作用。研究显示，在氧化剂 t-BHP 诱导胰岛 B 细胞凋亡的实验中，t-BHP 能够引起 NO 表达随时间累积性的升高，在此过程胞浆 iNOS 表达也明显升高（30min 达高峰水平），而应用 iNOS 抑制剂后能明显抑制 t-BHP 引起的细胞 NO 水平的增加并减少胰岛 B 细胞的凋亡，表明了 iNOS-NO 参与了 t-BHP 引起的胰岛 B 细胞凋亡信号机制；实验结果同时也显示了氧化剂 t-BHP 诱导胞核 NF-κB p65 蛋白表达增多，并且在 t-BHP 诱导 Min6 细胞凋亡过程中 iNOS-NO 时间变化规律的同时，进一步发现胞核 NF-κBp65 蛋白表达较 iNO 蛋白表达高峰来得更早（20min 达高峰）的现象，揭示了 NF-κBp65-iNOS-NO 三者的激活及产物的生成在时间上的序贯性；应用 iNOS 抑制剂或自由基清除剂后可以抑制上述效应，进一步揭示了氧化应激可通过 NF-κB-iNOS-NO 信号通路诱导小鼠胰岛 B 细胞凋亡。

　　本实验通过将不同浓度的铁皮石斛多糖作用于体外高糖培养的 INS-1 细胞后，与 33.3mmol/L 高糖组比较，发现铁皮石斛多糖组 IL-1β、NF-κB 及 NO 含量显著减少，INS-1 细胞活力有显著升高及细胞凋亡率显著下降，提示铁皮石斛多糖对 INS-1 细胞的保护作用可能与 IL-1β 及 NO 等细胞因子减少有关。另外，本实验通过不同浓度的铁皮石斛多糖组之间比较发现，随铁皮石斛多糖浓度的增加，INS-1 分泌的胰岛素含量增加，细胞活力增加，细胞凋亡率减少，IL-1β、NF-κB、NO 及 iNOS 含量减少，且呈浓度依赖性。本研究的结果初步表明 PDC 可保护高糖引起的胰岛 B

细胞损伤，促进胰岛素的分泌，显示了 NF-$\kappa$B-iNOS-NO 信号分子在此过程中的表达变化规律，初步探讨了铁皮石斛活性成分对糖尿病病变的早期干预和可能保护机制，这对于深入探讨引发 B 细胞凋亡的机制提供了初步的实验和理论依据。

### 四、结论

（1）铁皮石斛多糖能促进胰岛 B 细胞胰岛素分泌，提高胰岛 B 细胞活性，减少胰岛 B 细胞的凋亡。

（2）铁皮石斛多糖能明显抑制高糖刺激下胰岛 B 细胞白介素-1$\beta$、NF-$\kappa$B 及 iNOS 的蛋白表达和 NO 分泌增加。

（3）铁皮石斛多糖保护胰岛 B 细胞可能与 NF-$\kappa$B-iNOS-NO 通路有关。

## 第三节　铁皮石斛对高糖环境下人脐静脉内皮细胞氧化应激损伤的影响

糖尿病（diabetes mellitus，DM）是一种常见的内分泌疾病，目前已成为严重的世界公共卫生问题。随着人们生活方式的改变以及人口老龄化的社会趋势，全球糖尿病患者数显著增加，糖尿病成为继心血管疾病、恶性肿瘤之后第三位严重危害人类健康的慢性疾病。根据国际糖尿病联盟（International diabetes federation，IDF）最新数据显示，全球糖尿病患者目前已增至 3.66 亿人，预计在 20 年内将达到近 6 亿人。我国目前估计糖尿病患者约为 9240 万，并且有 1.48 亿的糖尿病前期患者。DM 的主要慢性并发症涉及心、眼、肾、糖尿病足和神经病变，这些都和血管损伤有关。国内外许多学者对糖尿病血管病变进行了大量实验性和应用性研究，取得了一定的进展，但是对糖尿病血管病变的发病机制尚有待进一步阐明。

氧化应激增强是引发糖尿病微血管并发症的发病机制之一。自由基（free radicals，FR）是指独立存在的，含一个或一个以上不配对电子的原子分子或原子团，是一种不稳定的结构状态，具有活泼的化学性质。其中活性氧（reactive oxygen species，ROS）尤为关键，参与了多种疾病的病理过程。损伤机制主要是：①对脂类和细胞膜的破坏，从而导致细胞死亡。②对蛋白质、酶的损伤，从而导致蛋白质变性、功能丧失和酶失活。③对核酸和染色体的破坏，导致 DNA 链的断裂，染色体的畸变和断裂。④对细胞外基质的破坏，使细胞外基质变得疏松，弹性降低。正常机体组织细胞中 ROS 的产生和清除处于动态平衡状态，而一些病理因素，通过促进 ROS 的生成，影响抗氧化酶的活性，破坏氧化还原平衡，升高组织中的氧化自由基水平，引起组织损伤，称为氧化应激（oxidative stress）。在糖尿病的慢性发病机制中的作用不仅是直接的细胞毒性损伤，还可以作为重要的细胞内信使而活化信号传导通路，直接导致组织和细胞的损伤。

ROS 与线粒体损伤之间关系密切。线粒体产生的 ROS 在细胞的信号调节中起着重要的作用，一旦 ROS 产生过多或细胞抗氧化能力下降，线粒体又会受到 ROS 的氧化攻击。ROS 通过氧化线粒体内膜（特别是内膜上的脂质心磷脂）、线粒体 DNA 及重要的蛋白质（顺乌头酸、铁调节蛋白 1 等），造成线粒体电子传递链功能障碍、三羧酸循环障碍、ATP 生成不足、膜电位下降、线粒体膜通透性转换孔开放和细胞色素 C 的释放，从而激活 caspase 级联途径诱导细胞凋亡。研究表明，线粒体膜电位的下降要早于 DNA 断裂和胞膜磷脂酰丝氨酸外翻，也早于凋亡时细胞的形态学改变、蛋白酶 Caspase-3 激活等变化，提示线粒体膜电位下降是凋亡早期阶段。同时，受损的线粒体又可以进一步激发 ROS 的产生。

已有研究证实，ROS 生成增加可以引起内皮细胞存活率下降，诱导内皮细胞凋亡，而诱导内皮细胞损伤和凋亡与 ROS 升高细胞内游离钙以及激活有关。$Ca^{2+}$ 是细胞内重要的第二信使，$Ca^{2+}$ 能够稳定细胞结构。钙超载可引起线粒体功能障碍及酶的激活，促进膜磷脂酶分解，产生脂肪酸、白三烯、溶血磷脂等，对细胞产生毒害作用。同时 $Ca^{2+}$ 还可激活钙依赖蛋白酶，促使细胞内许多重要酶降解，并促进细胞骨架成分的降解，使细胞塌陷，进而诱导细胞损伤。

NO 是内皮细胞产生的一种血管保护因子，由一氧化氮合成酶（nitric oxide synth，NOS）催化 L-精氨酸产生。生理情况下，血管内皮中主要由内皮细胞型一氧化氮合成酶（endothelial nitric oxide synthase，eNOS）催化产生 NO。高血糖时由线粒体产生的超氧阴离子（superoxide anion，$O^{2-}$）可抑制 eNOS 的生物活性，使 NO 生成减少，抑制 NO 生物活性，使 NO 的血管保护作用减弱。

体内的抗氧化防御系统包括酶类和非酶类抗氧化剂。酶类抗氧化剂特征酶为超氧化物歧化酶（superoxide dismutase，SOD），SOD 能清除 $O^{2-}$，增强 NO 的舒张血管作用，保护细胞免受损伤，因为 SOD 活性的提高可减轻糖尿病及其慢性并发症的发生。

中药铁皮石斛位于中华九大仙草之首，是养生保健极品，为历代医家推崇备至。在我国传统医学中，石斛为常用贵重药材，药用历史悠久，具有滋阴清热、生津益胃、润肺止咳等功能，用于热病伤津、口干烦渴、病后虚热等多种病症。《本草纲目》曾如此记载其有除痹下气，补五脏虚劳羸瘦，强阴益精等功效。铁皮石斛含有石斛多糖、联苄类化合物、石斛碱、蛋白质、氨基酸及微量元素，多糖是铁皮石斛中最主要的有效成分。黄民权等提取分离了铁皮石斛中的多糖，研究发现主要由 D-木糖、L-阿拉伯糖组成和 D-葡萄糖组成。现代药理研究表明，石斛多糖具有抑制胰岛细胞凋亡和坏死、保护胰岛细胞而起到预防、治疗糖尿病的作用，并具有抵抗钙超载，抑制视网膜细胞凋亡的作用，还具有对其他细胞的保护和修复作用。

吴昊姝等的实验表明铁皮石斛能明显降低糖尿病大鼠的血糖，它除能促进胰岛 B 细胞分泌胰岛素外，还能抑制胰岛 A 细胞分泌胰高血糖素，使胰高血糖素水平降低。这表明铁皮石斛可通过调节胰岛 A、B 细胞分泌的激素水平来发挥降血糖作用。

铁皮石斛多糖还有很强的体外抗氧化性作用，查学强等实验表明铁皮石斛多糖对碱性条件下邻苯三酚产生的超氧阴离子、Fenton 体系产生的羟基自由基的清除作用和对烷基自由基引发的亚油酸氧化体系的抑制作用均有显著的效果，表明铁皮石斛多糖具有较好的抗氧化活性。何铁光等研究也发现铁皮石斛具有抗氧化活性。我们因此推测铁皮石斛多糖可能通过抑制氧化应激对高糖环境下内皮细胞的损伤，从而具有保护内皮细胞的作用，促进内皮细胞的增殖以及功能的恢复。

## 一、试验材料

### （一）细胞

人脐静脉内皮细胞株（human umbilical vein endothelial cells，HU-VECs 细胞）。

### （二）主要试剂

低糖型 DMEM 培养液、胎牛血清、D-葡萄糖、PBS 粉剂、L-NAME、胰蛋白酶粉末、四甲基偶氮唑盐（MTT）、二甲基亚砜（DMSO）、线粒体膜电位检测试剂盒（JC-1）、活性氧检测试剂盒（DCFH-DA）、Fura-2AM（钙离子荧光探针）。

### （三）主要仪器

$CO_2$ 培养箱；XDS-1B 实验室倒置生物显微镜；超净工作台；YXQ-LS-50S II 数显立式蒸汽灭菌器；0412-1 台式低速离心机；5804R 型台式冷冻高速离心机；artorius BT 125D 电子天平；LDZX-40C 型立式自控电热压力蒸汽灭菌器；KH-600DB 型数据超声波清洁器；SH 1000 酶联免疫检测仪；TS-1 QRBITAL SHAKER；FORMA 700series 超低温冰箱；PHS-3L 型 PH 计；OLYMPUS BX51 正置荧光显微镜；BD FACS Calibur 流式细胞仪；流式细胞图像分析统计软件；酶标仪控制及数据采集。

## 二、实验方法

### （一）主要药物及试剂配制

（1）铁皮石斛多糖（Polysaccharides of *Dendrobium candidum*，PDC），由本研究组制备。

（2）低糖型 DMEM 培养液：每袋干粉加 2.1g $Na_2CO_3$，配成 1L 溶液，用 $NaHCO_3$ 或 HCl 调节 pH 至 7.2～7.4，加入青霉素和链霉素使终浓度为 100U/mL。用消毒好的带 0.22μm 微孔滤膜的过滤器过滤除菌，分装成每瓶 100mL 左右，于 −20℃ 冰箱保存备用。

（3）胎牛血清：经 56℃ 水浴灭活 30min，分装为每瓶 5mL 左右，置于 −20℃ 冰箱中保存备用。并取 10mL 放入 90mL DMEM 低糖培养基中配制成 10％血清浓度，放入 4℃ 冰箱中保存备用。

（4）D-葡萄糖：称取 1.8g D-葡萄糖放入 10mL 注射用水中，磁力搅拌使其溶解，从而配制出浓度为 1000mmol/L 的母液。并分别吸取出 137.5μL、225.5μL、311.3μL、385.0μL 和 555.6μL 母液加入注射用水 862.5μL、774.5μL、688.7μL、615.0μL 和 444.4μL，从而配制成 137.5mmol/L、225.5mmol/L、311.3mmol/L、385.0mmol/L 和 566.5 mmol/L 等五种不同工作浓度，并按 1：11 比例加至培养液中，从而配成最终浓度分别为 17.5mmol/L、25mmol/L、33.3mmol/L、40mmol/L 和

56.5mmol/L 的高糖溶液。配成工作液后置入 4℃ 冰箱中保存备用。

（5）PBS 溶液：称取 NaCl 8g，KCl 0.2g，$Na_2HPO_4 \cdot 12H_2O$ 3.49g，$KH_2PO_4$ 0.2g 溶解于三蒸水中，搅拌定容 1L。高温灭菌后于 4℃ 冰箱保存备用。

（6）胰蛋白酶溶液：称取适量胰蛋白酶粉末充分溶解于一定体积 PBS 溶液中，使终浓度为 0.25%，4℃ 放置过夜。用消毒好的微孔过滤器过滤，分装成每瓶 5mL 左右，−20℃ 冰箱保存备用。主要作用：使细胞间蛋白质水解，作用于与赖氨酸或精氨酸相连的肽键，除去细胞间黏蛋白及糖蛋白，使细胞分离，即消化贴壁细胞。

（7）四甲基偶氮唑盐（MTT）：称取 250mg MTT 加入 50mL 0.01mol/L PBS（pH＝7.2）溶液中，均匀混合，配成 5mg/mL 的 MTT 溶液，微孔滤膜过滤除菌，4℃ 避光保存。

（8）细胞冻存液：在使用常规培养细胞的培养液的基础上加入 DM-SO，并使 DMSO 终浓度为 10%。也可根据细胞系具体要求调整培养液中血清浓度，一般血清浓度为 10%。

**（二）HUVECs 细胞培养及传代**

在无菌条件下完成以下操作。

（1）细胞培养：从中南大学药理研究所购买 HUVECs。在倒置显微镜下观察，细胞已贴壁，融合度为 60%。去除封口膜后消毒瓶口，开启瓶盖，吸出培养液，剩余 8mL 培养液后置于 5% $CO_2$、37℃、饱和湿度孵箱中继续培养。

（2）细胞传代：倒置显微镜下观察，待生长状态良好的细胞融合度达到 80% 时开始传代。步骤如下：首先从孵箱中拿出培养瓶，消毒瓶口，去除培养液，用 2mL PBS 缓冲液洗涤两次后；去 PBS，取 1mL 胰酶消化液加入其中，在 37℃ 条件下消化 2min 在显微镜下观察；细胞变圆后取 2mL 含血清培养液加入其中中止消化；然后转入 10mL 离心管用 1000r/min 速度离心 5min；去上清液，加入 5mL 含 10% 血清培养液，避免产生气泡轻轻吹打使细胞重悬浮；最后将吹匀的细胞悬液接种至 2～3 个 75cm² 培养瓶中，每个培养瓶中补充培养液直至 5mL，并做好标记。再置于 37℃、5% $CO_2$、饱和湿度孵箱中继续培养（拧松瓶盖）。2～3 天传代一次。将生长状态良好的细胞用于后续试验或冻存。

（3）细胞换液：如出现有漂浮细胞、细胞生长状态欠佳，培养基颜色变化明显，培养基时间超过 2 天时均需更换培养液。具体操作如下：从孵箱中拿出培养瓶，消毒瓶口后弃培养液，用 PBS 缓冲液 2mL 轻轻振荡清洗两次后弃 PBS，加入含 10% 血清的培养基 5mL 后置于孵箱中继续培养。

（4）细胞冻存：按胎牛血清：DMSO 为 9：1 比例配制的冻存液。经上述清洗、消化、中和、离心、弃上清液等过程后，生长状态良好的细胞按 $5 \times 10^5$ 个/mL 的浓度加至冻存液中，使细胞重悬；分装成每个灭菌冻存管 1mL 后予封口，按 4℃ 45min，然后转入 $-80$℃ 冰箱冻存。

（5）细胞复苏：先在灭菌离心管中加入 5mL 含血清培养液。然后从 $-80$℃ 冰箱中取出冻存细胞，迅速置于 37℃ 双蒸水中进行水浴，待细胞融化后，消毒，用吸管反复吹打使细胞混匀后立即放入离心管中，以 1000r/min 速度离心 5min 尽量除去 DMSO；去上清液，加入含 10% 血清培养液 5mL 重悬细胞；再转入 $75cm^2$ 培养瓶中，置于 37℃、5% $CO_2$ 的饱和湿度孵箱中继续培养（拧松瓶盖）。

（6）细胞计数：将上述经过清洗，消化以及中和、离心、弃上清液等步骤后的 HUVECs，加入培养液后，用吸管吹打使形成单细胞悬液。然后用移液器取出 $100\mu L$ 细胞悬液，再从计数板盖玻片一侧慢慢加入细胞悬液。注意加液量，不能过少，也不能过多溢出盖玻片，不能产生气泡。倒置显微镜下，用 10 倍物镜观察，统计计数板四个大方格中细胞数，当细胞压线时，采取数左不数右、数上不数下的原则计数。运用下列公式求出细胞数。细胞数＝(四大格细胞数之和/4)$\times 10^4 \times 2 \times$ 毫升数；细胞密度＝(四大格细胞数之和/4)$\times 10^4 \times 2$。

（7）细胞存活率检测：利用台盼蓝排斥反应测定。其原理如下：台盼蓝排斥反应是一种检测细胞存活、生长的方法。活的生物细胞因细胞膜保持完整，蓝色染料台盼蓝不能使其染色，而死细胞则易被染成蓝色。在一定细胞数范围内，通过染色细胞数和非染色细胞数的比较可反映细胞的存活情况。测定方法：将细胞悬液和 0.4% 台盼蓝溶液 1：1 混合，充分混匀后，静置 2min，按上述方法将其滴入计数细胞板内，在倒置显微镜下计数，呈蓝色的细胞为死细胞，未着色的细胞为活细胞，计算出 HU-VECs 的存活率。

### (三) 实验分组

(1) 检测各种浓度的铁皮石斛多糖对 HUVECs 生长的影响：实验分为空白对照组（HUVECs 细胞悬液），DMEM/低糖培养基组，DMSO组，5 种不同浓度的 PDC 组（$50\mu g/mL$、$100\mu g/mL$、$200\mu g/mL$、$400\mu g/mL$、$800\mu g/mL$）。每组均设 5 个复孔，并重复 3 次。

(2) 检测各种糖浓度对 HUVECs 生长的影响：实验分为空白对照组（HUVECs 细胞悬液），DMEM/低糖培养基组，DMSO 组，6 组不同糖浓度（$5.5mmol/L$、$17.5mmol/L$、$25mmol/L$、$33.3mmol/L$、$40mmol/L$、$56mmol/L$）。每组均设 5 个复孔，并重复 3 次。

(3) 测定铁皮石斛多糖对体外高糖环境下 HUVECs 生长的影响：实验分为 DMEM/低糖培养基组（对照组）、3 个不同浓度 PDC 组（$100\mu g/mL$、$200\mu g/mL$、$400\mu g/mL$）、DMEM/高糖培养基组（模型组）。每组均设 5 个复孔，重复 3 次。

(4) 将常规培养的人脐静脉内皮细胞分为 DMEM/低糖培养基组（对照组）、DMEM/高糖培养基组（$33.3mmol/L$）（模型组）、3 个不同浓度铁皮石斛多糖组（$100\mu g/mL$、$200\mu g/mL$、$400\mu g/mL$）共 5 组，分别检测线粒体膜电位、活性氧和细胞内钙离子浓度，检测细胞上清液中超氧化物歧化酶（SOD）活力和一氧化氮（NO）含量。

### (四) 石斛多糖对体外高糖培养 HUVECs 增殖的测定

采用四氮唑溴盐〔3-(4,5-dimethylthiazol-2-yl)-2,5-diphenyltetrazolium bromide〕（MTT）比色法。MTT 法是一种用来检测细胞的增殖和生长情况的方法。本实验包括以下三个部分。

#### 1. 各种浓度的铁皮石斛多糖对 HUVECs 生长的影响

生长状态良好的 HUVECs，通过前述方法取得单细胞悬液，调整其浓度为 $5.0\times10^4$ 个/mL，再以 $200\mu L$ 每孔接种至 96 孔板。均培养 10h，细胞生长状态良好，完全贴壁时，向不同 PDC 浓度组加入等体积不同浓度 PDC 使其终浓度分别为 $50\mu g/mL$、$100\mu g/mL$、$200\mu g/mL$、$400\mu g/mL$、$800\mu g/mL$，未加 PDC 组加等体积培养基。5% $CO_2$，37℃孵育48h后，每孔加入 $20\mu L$（5mg/mL）MTT 液，继续培养 4h 后，小心吸出上清液，在每孔中加入 DMSO $200\mu L$，溶解 MTT，放置于摇床上低速振荡10min，充分溶解紫色结晶物。将 96 孔板置于酶联免疫检测仪 OD 492nm

处测量各孔的吸光值。计算增殖抑制率结果以每组 5 孔的均数±标准差 ($\bar{x}\pm S$) 表示。

### 2. 各种糖浓度对 HUVECs 生长的影响

按上述方法获得生长良好的 HUVECs 单细胞悬液，调整浓度至 $5.0\times10^4$ 个/mL，再以 $200\mu$L 每孔接种至 96 孔板。培养 10h 后，细胞生长状态较好完全贴壁时，向各组不同糖浓度组加入等体积相应浓度高糖使其终浓度分别为 5.5mmol/L、17.5mmol/L、25mmol/L、33.3mmol/L、40mmol/L、56mmol/L，未加糖组加等体积注射用水。37℃，5% $CO_2$ 孵育 48h 后，每孔加入 $20\mu$L（5mg/mL）MTT 液，培养 4h，再用 1mL 孔针小心吸出上清液，在每孔中加入 DMSO $200\mu$L 以溶解 MTT，为使紫色结晶物充分溶解，置摇床上低速振荡 10min，但注意过程中勿产生气泡。将 96 孔板置于酶联免疫检测仪中 OD 492nm 处测量各孔的吸光值。以每组 5 孔的均数±标准差（$\bar{x}\pm S$）表示增殖抑制率结果。

### 3. 铁皮石斛多糖对体外高糖环境下 HUVECs 生长的影响

实验分为 DMEM/低糖培养基组（对照组）、3 个不同浓度 PDC 组（$100\mu$g/mL、$200\mu$g/mL、$400\mu$g/mL）、DMEM/高糖培养基组（模型组）。每组均设 5 个复孔，重复 3 次。用前述方法获得生长良好的 HUVECs 单细胞悬液，调整浓度至 $5.0\times10^4$ 个/mL，以 $200\mu$L 每孔接种于 96 孔板中。培养 10h，细胞生长状态较好，完全贴壁时，按前述分组加入不同 PDC 浓度的培养基及不同培养基。37℃，5% $CO_2$ 孵育 48h 后，每孔加入 $20\mu$L（5mg/mL）MTT 液，培养 4h 后，弃上清液，在每孔中加入 DMSO $200\mu$L，溶解 MTT，置摇床上低速振荡 10min，使紫色结晶物充分溶解，但注意勿产生气泡。将 96 孔板置于酶联免疫检测仪中检测各孔的吸光度值，检测波长为 492nm。以每组 5 孔的均数±标准差（$\bar{x}\pm S$）表示增殖抑制率结果。

### （五）石斛多糖对体外高糖培养 HUVECs 细胞线粒体膜电位的检测

线粒体膜电位检测试剂盒（JC-1）是一种以 JC-1 为荧光探针，可以快速灵敏地检测细胞，组织或纯化的线粒体膜电位变化的试剂盒，可以用于早期的细胞凋亡检测。

### 1. JC-1 染色工作液的配制

六孔板每孔所需的 JC-1 染色工作液的量为 1mL，取适量的 JC-1

（200×），按照每 50μL JC-1（200×）加入 8mL 超纯水的比例稀释 JC-1。充分溶解并混匀 JC-1。然后再加入 JC-1 染色缓冲液（5×），混匀后即为 JC-1 染色工作液。

### 2. 阳性对照的设置

把试剂盒中提供的 CCCP（10mmol/L）按照每 1∶1000 的比例加入细胞培养液中，稀释至 10μmol/L，处理细胞 20min，随后按照下述方法装载 JC-1。线粒体膜电位完全丧失时，JC-1 染色后观察应呈绿色荧光。而正常的细胞经 JC-1 染色后应显示红色荧光。

### 3. 操作步骤

① 将长满 75mL 瓶的细胞均匀地接种在六孔板上，48h 后加 PDC（100μg/mL、200μg/mL、400μg/mL），作用 48h。

② 吸去培养液，加 PBS 洗一遍，加胰酶消化后，重悬于 0.5mL 细胞培养液中。

③ 加入 0.5mL JC-1 染色工作液，颠倒数次混匀，37℃孵育 20min。

④ 孵育结束后，2000r/min，4℃离心 5min，沉淀细胞，弃上清液，注意尽量不要吸除细胞。

⑤ 用 JC-1 染色缓冲液（1×）洗涤 1 次：加入 1mL JC-1 染色缓冲液（1×）重悬细胞，2000r/min，4℃离心 5min，沉淀细胞，弃上清液。

⑥ 每管加 0.5mL JC-1 染色缓冲液重悬细胞后，上流式细胞仪进行检测分析。

### （六）石斛多糖对体外高糖培养 HUVECs 细胞胞内钙离子浓度测定

Fluo-3AM 是最常用的检测细胞内钙离子浓度的荧光探针之一。分子式为 $C_{51}H_{50}C_{12}N_2O_{23}$，分子量为 1129.85。其优点是：一方面可以被氩离子激光（argon-ion laser）的 488nm 激发光激发，便于检测；另一方面，Fluo-3 若以游离配体形式存在时几乎是非荧光性的，但是当它与钙离子 $Ca^{2+}$ 结合后荧光会增加 60～80 倍，即对钙离子浓度变化的检测更加灵敏；同时，Fluo-3 和钙离子的结合能力较弱，这样可以比 Fura-2 检测到细胞内更高浓度的钙离子水平；此外，对于细胞内钙离子的即时变化反应得更加准确，减小了因为和钙离子解离速度慢而导致的荧光变化滞后。

Fluo-3AM 是配制于无水 DMSO（anhydrous DMSO）中的储存液，浓度为 5mmol/L。

Fluo-3AM 是一种可以穿透细胞膜的荧光染料。Fluo-3AM 的荧光非常弱，其荧光不会随钙离子浓度升高而增强。Fluo-3AM 进入细胞后可以被细胞内的酯酶剪切形成 Fluo-3，从而被滞留在细胞内。Fluo-3 可以和钙离子结合，结合钙离子后可以产生较强的荧光，最大激发波长为506nm，最大发射波长为 526nm。实际检测时推荐使用的激发波长为488nm 左右，发射波长为 525～530nm。

### （七）石斛多糖对体外高糖培养 HUVECs 细胞胞内 ROS 测定

活性氧检测试剂盒（Reactive Oxygen Species Assay Kit）是一种通过荧光染料 DCFH-DA 的荧光强度变化，定量检测细胞内活性氧水平的最常用方法。DCFH-DA 自身没有荧光，但可以自由穿透细胞膜，进入细胞内后，被细胞内的酯酶水解生成 DCFH，DCFH 不能通过细胞膜，因而探针很容易被积聚在细胞内。同时细胞内的活性氧可以将无荧光的DCFH 氧化成有荧光的 DCF。荧光强度与活性氧的水平成正比。通过对DCF 荧光的检测可以反映细胞内活性氧的水平。

**1. 装载探针**

原位装载探针：此方法仅适用于贴壁培养细胞。用无血清培养液按照1:1000 稀释 DCFH-DA，使浓度达到 $10\mu mol/L$。除去细胞培养液，滴入适量体积稀释后 DCFH-DA。加入量以能充分盖住细胞即可，一般六孔板的一个孔中加入 $10\mu mol/L$ DCFH-DA 不少于 1mL。置于 37℃细胞培养箱中孵育 20min。采用无血清细胞培养液充分洗涤细胞三次，以彻底除去细胞外 DCFH-DA。活性氧阳性对照通常在刺激细胞 20～30min 后能显著提高活性氧水平。

收集细胞后装载探针：此法适用于贴壁细胞和悬浮细胞。将细胞收集后悬浮于用无血清培养液按照 1:1000 稀释好的 DCFH-DA（$10\mu mol/L$）中，细胞浓度：$1\times10^{6}$～$2\times10^{7}$ 个/mL，放于 37℃培养箱内孵育 20min。间隔 3～5min 颠倒混匀一次，让细胞和探针充分接触。使用无血清细胞培养液充分洗涤细胞三次，以除去未进入细胞内的 DCFH-DA。再用自己感兴趣的药物刺激细胞或直接用活性氧阳性对照，或将细胞分成若干等份后再刺激细胞。一般活性氧阳性对照在细胞受刺激 20～30min 后能明显提高活性氧水平。

说明：仅在阳性对照孔中加入 Rosup 作为阳性对照，其余孔不必加入 Rosup。

### 2. 检测

对于原位装载探针的样品、收集细胞后装载探针的样品均能用流式细胞仪、荧光分光光度计或荧光酶标仪检测，也可用激光共聚焦显微镜直接观察。

### 3. 参数设置

使用 488nm 激发波长，525nm 发射波长，实时或逐时间点检测刺激前后荧光信号强弱，并根据阳性对照 Rosup 的荧光信号来分析活性氧的真正水平。

## （八）石斛多糖对体外高糖培养 HUVECs 细胞超氧化物歧化酶（SOD）的测定

通过黄嘌呤及黄嘌呤氧化酶反应系统产生超氧阴离子自由基（$O^{2-}$），后者氧化羟胺形成亚硝酸盐，在显色剂的作用下呈现紫红色，用可见分光光度计测其吸光度。当被测样品含有 SOD 时，则对超氧阴离子自由基有专一性的抑制作用，使形成的亚硝酸盐减少，比色时测定管的吸光度值低于对照管的吸光度值，通过公式计算可求出被测样品中的 SOD 活力。

### 1. 试剂的配制

试剂一（应用液）：将贮备液［含有黄嘌呤作为反应底物，或其他生成超氧阴离了的底物。提供黄嘌呤氧化酶催化反应所需底物，生成超氧阴离子自由基（$O^{2-}$）］10mL（1 瓶）加蒸馏水 90mL 稀释，既得应用液。应用液 4℃可保存 6 个月。如果贮备液冻住，可在热水浴先溶解。

试剂二：黄嘌呤氧化酶（Xanthine Oxidase，XO），催化黄嘌呤转化为尿酸，同时产生超氧阴离子自由基。直接用 4～10℃可保存 6 个月。

试剂三：羟胺溶液，与超氧阴离子反应生成亚硝酸盐，作为后续显色反应的关键中间产物。直接用 4～10℃可保存 6 个月。

试剂四：取"试剂四液体"（磷酸缓冲液）1 支（350$\mu$L），吸出后放入 10mL 离心管中，再向 10mL 离心管中加入 4900$\mu$L 的"4 号稀释液"进行稀释，既得。现用现配。配置时注意每次均用新枪头，尽量避免细菌和重金属离子污染。

显色剂：将试剂五粉末［硫代巴比妥酸（TBA）］一支用 75mL 双蒸水（80℃）溶解。将试剂六（冰乙酸显色的酸性溶液）一支用 75mL 蒸馏水溶解。将两份液体倒入同一个 200mL 棕色容量瓶中，加冰乙酸定容置刻度，既得显色剂。4℃避光可保存 3 个月。

### 2. 显色反应

显色反应在 2mL 离心管中进行，离心管放到 96 孔的塑料离心管盒中。其中对照管重复平行 6 个样品。水浴的方法为将 96 孔的塑料离心管盒中装入适量 37℃的水，然后将其放入水浴锅中漂浮。

### 3. 吸光度测定

从每个 2mL 离心管中吸取 200μL 显色后的液体，置于 96 孔细胞培养板中相应的孔中，将该 96 孔细胞培养板在培养板振荡器上振荡混匀 5s 后，于酶标仪上 550nm 处测定吸光度。

### 4. 总 SOD 活力计算

SOD 活力（U/mgprot）＝［（对照管－测定管）/对照管］÷50％×（反应液总体积/取样量）÷组织中蛋白含量（mgprot/mL）。其中反应液总体积为 1690μL，取样量为 40μL。

## （九）石斛多糖对体外高糖培养 HUVECs 细胞培养上清一氧化氮（NO）测定

Griess 法测定 NO 的主要原理是：NO 在体内或水溶液中极易氧化生成 $NO^{2-}$，在酸性条件下，$NO^{2-}$ 促使发生 Griess 反应，而生成重氮化合物。该反应生成的重氮化合物的浓度与 $NO^{2-}$ 浓度呈线性关系。可在 540～560nm 处测定该化合物的吸光度值。

（1）取出 Griess Reagent Ⅰ和Ⅱ，使回复室温。

（2）用待测样品所用溶液稀释标准品（1～100μmol/L）。

例如样品为细胞培养液上清，细胞培养液为 DMEM＋10％ FBS，则用 DMEM＋10％ FBS 稀释标准品。通常标准品的浓度可取 0μmol/L、1μmol/L、2μmol/L、5μmol/L、10μmol/L、20μmol/L、40μmol/L、60μmol/L、100μmol/L。

（3）按 50μL/孔，在 96 孔板中加入标准品及样品。

样品为培养液上清，可以直接取样，如果有可沉淀物则需离心后取上清液。如样品为细胞或组织，可以快速冻融裂解，然后离心沉淀取上清液，体积不足 50μL 可以用重蒸水或 0.9％ NaCl 稀释（相应地标准品也需用重蒸水或 0.9％NaCl 稀释）。细胞或组织也可以用用于 Western 或 IP

的裂解液（无需添加抑制剂）裂解，同样标准品也需相应稀释。

（4）按 $50\mu L/孔$，在各孔中加入室温 Griess Reagent Ⅰ。

（5）按 $50\mu L/孔$，各孔中加入室温 Griess Reagent Ⅱ。

（6）540nm 测定吸光度。

如无 540nm 滤光片，520～560nm 滤光片也可。如无酶标仪或合适的滤光片，也可以通过目测比色，确定样品中一氧化氮的浓度。目测比色时标准品需要更为精细的浓度梯度。

### （十）统计与分析

实验所有数据采用均数±标准差（$\bar{x}\pm S$）表示，统计学处理采用国际通用统计软件 SPSS 16.0 处理。实验数据采用单因素方差分析，不同组别的两两比较采用 SNK-q 检验，$^*P<0.05$，与对照组相比，表示具有显著性差异，$^{**}P<0.01$，与对照组相比，表示具有极显著性差异。以上每组实验重复 3 次。

## 三、实验结果

### （一）石斛多糖对体外高糖培养 HUVECs 增殖的影响

本实验采用 MTT 法，其原理是：噻唑蓝的四唑环能被哺乳类动物活细胞线粒体中的琥珀酸脱氢酶还原，形成蓝紫色的水不溶性结晶物质——甲䐶（formazan），沉积在细胞中；而死细胞和凋亡细胞线粒体中的琥珀酸脱氢酶活性消失，不能还原 MTT 形成结晶。DMSO 能溶解细胞中的深蓝色结晶物甲䐶，在一定细胞范围内显色程度与活细胞数量成正相关，因而用酶联免疫检测仪测定其光吸光度可间接反映活细胞数量。DMSO 中甲䐶的吸收光谱在 492nm 和 570nm 处具有最大吸收，因此本试验采用的检测波长为 492nm。

根据 MTT 结果，经统计分析显示，如表 3-6 及图 3-9(A) 所示，在正常培养基环境下，$50\mu g/mL$、$100\mu g/mL$、$200\mu g/mL$、$400\mu g/mL$、$800\mu g/mL$ 的石斛多糖（PDC）对人脐静脉内皮细胞（HUVECs）并没有表现出明显的细胞生长抑制作用。因此可以判断为 PDC 无明显的细胞毒作用。进一步探索不同糖浓度对 HUVECs 增殖的影响，如表 3-7 及图 3-9(B) 所示。随着培养基糖浓度的提高，HUVECs 细胞的生长抑制作用在逐渐增强，呈现一定的浓度依赖性。当培养基糖浓度达到 25.5mmol/L时，细胞毒性与阴性对照组相比已有明显差异。当浓度达到 33.3mmol/L

时，HUVECs 细胞的增殖抑制率为 51.65%。此为最适试验培养基糖浓度。在铁皮石斛多糖对体外高糖培养 HUVECs 增殖的影响实验中，结果如表 3-8 及图 3-9(C) 所示。在 33.3mmol/L 糖浓度环境下，模型组 HUVECs 细胞增殖抑制率为 49.62%，与 Control 组相比有显著性差异。而 100$\mu$g/mL、200$\mu$g/mL、400$\mu$g/mL 的 PDC 提高了高糖环境下 HUVECs 细胞的存活率。此结果表明 PDC 具有保护 HUVECs 免受高糖损伤，具有一定的研发意义，并可以开展下一步实验。

表 3-6　不同浓度石斛多糖 PDC 对 HUVECs 细胞活力的影响 ($\bar{x} \pm S$)

| 组别 | 增殖抑制率/% |
| --- | --- |
| 正常对照组 | 100±0.00 |
| PDC-50$\mu$g/mL | 102.39±2.48 |
| PDC-100$\mu$g/mL | 103.62±3.19 |
| PDC-200$\mu$g/mL | 101.44±2.40 |
| PDC-400$\mu$g/mL | 97.13±2.04 |
| PDC-800$\mu$g/mL | 97.81±2.42 |

表 3-7　不同糖浓度对 HUVECs 细胞活力的影响 ($\bar{x} \pm S$)

| 组别 | 增殖抑制率/% |
| --- | --- |
| 低糖培养基组 | 100.00±0.00 |
| 高糖-17.5mmol/L | 90.84±1.52 |
| 高糖-25.5mmol/L | 79.68±1.65 ** |
| 高糖-33.3mmol/L | 51.65±2.50 *** |
| 高糖-40.0mmol/L | 30.63±1.96 *** |
| 高糖-56.0mmol/L | 27.50±1.48 *** |

注：** 表示 $P<0.01$，*** 表示 $P<0.001$。

表 3-8　不同浓度 PDC 对高糖培养 HUVECs 细胞活力的影响 ($\bar{x} \pm S$)

| 组别 | 增殖抑制率/% |
| --- | --- |
| 正常对照组 | 100.00±0.00 *** |
| 模型对照组 | 49.62±1.96 |
| PDC-100$\mu$g/mL | 73.81±2.05 *** |
| PDC-200$\mu$g/mL | 84.00±1.69 *** |
| PDC-400$\mu$g/mL | 89.87±1.00 *** |

注：*** 表示 $P<0.001$。

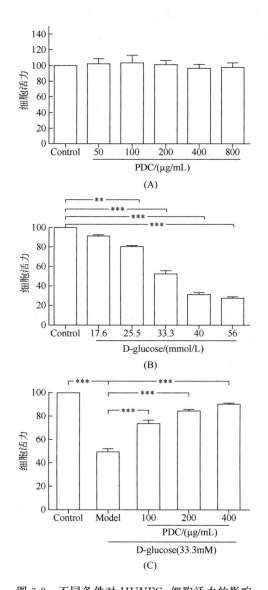

图 3-9　不同条件对 HUVECs 细胞活力的影响

（A）不同浓度石斛多糖 PDC 对 HUVECs 细胞活力的影响；

（B）不同糖浓度对 HUVECs 细胞活力的影响；

（C）不同浓度 PDC 对高糖培养 HUVECs 细胞活力的影响

** 表示 $P < 0.01$，*** 表示 $P < 0.001$

### （二）石斛多糖对体外高糖培养 HUVECs 细胞线粒体膜电位的影响

JC-1 是一种广泛用于检测线粒体膜电位的理想荧光探针。可用于检测细胞，组织或纯化的线粒体电位。在线粒体膜电位较高时，JC-1 聚集在线粒体的基质中，形成聚合物，可以产生红色荧光；在线粒体膜电位较低时，JC-1 不能聚集在线粒体的基质中，此时 JC-1 为单体，可以产生绿色荧光，可以通过荧光颜色的转变来检测线粒体膜电位的变化。细胞凋亡早期的一个标志事件就是线粒体跨膜电位的下降。发生在细胞核凋亡特征（染色质浓缩、DNA 断裂）出现之前，一旦线粒体 DYmt 崩溃，则将不可逆转的发生细胞凋亡。通过 JC-1 从红色荧光到绿色荧光的转变可以很容易地检测到细胞膜电位的下降，同时也可以用 JC-1 从红色荧光到绿色荧光的转变作为细胞凋亡早期的一个检测指标。

JC-1 单体的最大激发波长为 514nm，最大发射波长为 529nm，产生绿色荧光；JC-1 聚合物的最大激发波长为 585nm，最大发射波长为 590nm，产生红色荧光。经过流式细胞仪的检测，结果表明：如表 3-9 及图 3-10 所示，高糖环境下的 HUVECs 细胞 48h 后线粒体膜电位发生了下降，PDC（100μg/mL、200μg/mL、400μg/mL）作用后能阻止线粒体膜电位的降低，绿色荧光分别为 25.85%（100μg/mL）、13.35%（200μg/mL）及 9.56%（400μg/mL）明显优于未给药组（64.90%）。提示石斛多糖可能通过线粒体途径保护 HUVECs 的高糖损伤。

表 3-9　不同浓度 PDC 对高糖培养 HUVECs 细胞线粒体膜电位的影响（$\bar{x} \pm S$）

| 组别 | Q4 比率/% |
| --- | --- |
| 正常对照组 | 8.63±0.84 *** |
| 模型对照组 | 64.90±2.89 |
| PDC-100μg/mL | 25.85±2.08 ** |
| PDC-200μg/mL | 13.35±1.43 *** |
| PDC-400μg/mL | 9.56±1.99 *** |

注：** 表示 $P<0.01$，*** 表示 $P<0.001$。

### （三）石斛多糖对体外高糖培养 HUVECs 细胞胞内钙离子浓度的影响

经过流式细胞仪的检测，结果如表 3-10 及图 3-11 所示，高糖环境下

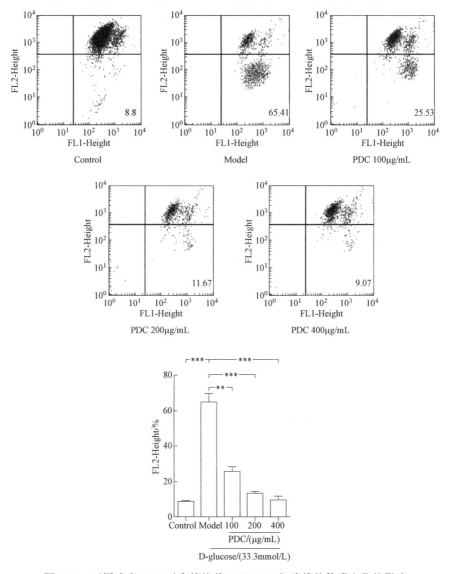

图 3-10　不同浓度 PDC 对高糖培养 HUVECs 细胞线粒体膜电位的影响

** 表示 $P<0.01$，*** 表示 $P<0.001$

的 HUVECs 细胞 48h 后钙离子荧光强度升高，不同浓度 PDC（$100\mu g/$ mL、$200\mu g/mL$、$400\mu g/mL$）作用后能阻止细胞内钙离子超载，检测荧光强度分别为 32.20（$100\mu g/mL$）、26.28（$200\mu g/mL$）及 21.49（$400\mu g/mL$）明显优于未给药组（62.46）。

表 3-10　不同浓度 PDC 对高糖培养 HUVECs 细胞钙离子的影响（$\bar{x}\pm S$）

| 组别 | 钙离子荧光强度 |
|---|---|
| 正常对照组 | 12.15±1.78 *** |
| 模型对照组 | 62.46±2.86 |
| PDC-100μg/mL | 32.20±1.76 *** |
| PDC-200μg/mL | 26.28±2.11 *** |
| PDC-400μg/mL | 21.49±2.48 *** |

注：*** 表示 $P<0.001$。

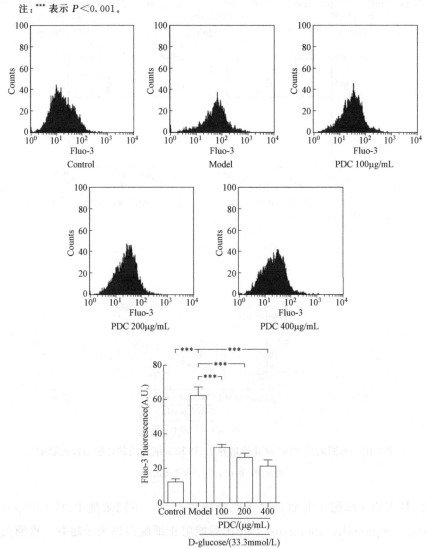

图 3-11　不同浓度 PDC 对高糖培养 HUVECs 细胞钙离子的影响

*** 表示 $P<0.001$

**（四）石斛多糖对体外高糖培养 HUVECs 细胞活性氧 ROS 的影响**

活性氧检测试剂盒（Reactive Oxygen Species Assay Kit）是一种利用荧光探针 DCFH-DA 进行活性氧检测的试剂盒。DCFH-DA 本身没有荧光，可以自由穿过细胞膜，进入细胞内后，可以被细胞内的酯酶水解生成 DCFH。而 DCFH 不能通透细胞膜，从而使探针很容易被装载到细胞内。细胞内的活性氧可以氧化无荧光的 DCFH 生成有荧光的 DCF。检测 DCF 的荧光就可以知道细胞内活性氧的水平。

经过流式细胞仪的检测，结果如表 3-11 及图 3-12 所示，高糖环境下的 HUVECs 细胞 48h 后活性氧生成增加，PDC（100μg/mL、200μg/mL、400μg/mL）作用后能阻止细胞活性氧生成，荧光强度分别为 6.14（100μg/mL）、5.83（200μg/mL）及 5.61（400μg/mL）明显优于未给药组（14.00）。

表 3-11　不同浓度 PDC 对高糖培养 HUVECs 细胞内 ROS 的影响（$\bar{x} \pm S$）

| 组别 | ROS 荧光强度 |
| --- | --- |
| 正常对照组 | $4.41 \pm 0.96$ *** |
| 模型对照组 | $14.00 \pm 1.64$ |
| PDC-100μg/mL | $6.14 \pm 0.83$ *** |
| PDC-200μg/mL | $5.83 \pm 0.86$ *** |
| PDC-400μg/mL | $5.61 \pm 0.72$ *** |

注：*** 表示 $P < 0.001$。

**（五）石斛多糖对体外高糖培养 HUVECs 细胞超氧化物歧化酶 (SOD) 的影响**

总 SOD 活性检测试剂盒（NBT 法）（Total Superoxide Dismutase Assay Kit with NBT）是一种基于 NBT 的显色反应，通过比色来检测细胞、组织或其他样品中 SOD 即超氧化物歧化酶活性的试剂盒。

超氧化物歧化酶（Superoxide Dismutase，SOD）能催化超氧化物阴离子发生歧化作用，生成过氧化氢（$H_2O_2$）和氧气（$O_2$），是生物体内一种重要的抗氧化酶。

采用经典的氮蓝四唑（NBT）显色法，通过黄嘌呤（Xanthine）及黄嘌呤氧化酶（Xanthine Oxidase）反应系统产生超氧阴离子（$O_2^{-}$），将氮

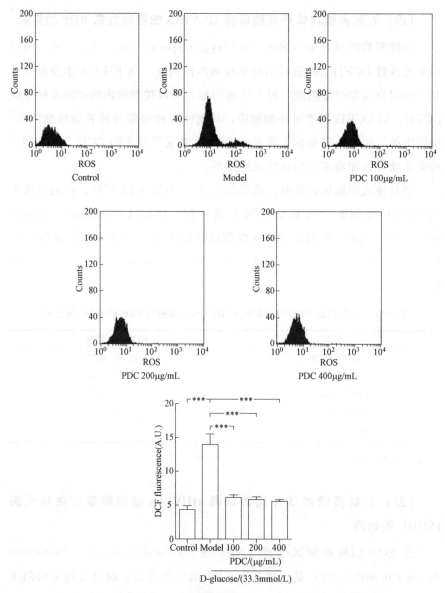

图 3-12 不同浓度 PDC 对高糖培养 HUVECs 细胞内 ROS 的影响

*** 表示 $P < 0.001$

蓝四唑还原为蓝色的甲臜（formazan），后者在 560nm 处有强吸收。而 SOD 可清除超氧阴离子，从而抑制了甲臜的形成。反应液蓝色愈深，说明超氧化物歧化酶活性愈低，反之则酶活性愈高。据此通过比色分析就可以计算出超氧化物歧化酶活性水平。

如表 3-12 和图 3-13 所示，与正常培养 48h 的 HUVECs 相比（66.14），高糖环境培养 48h 后 SOD 值降低（24.02），差异有统计学意义（$P < 0.001$），但是高糖加 PDC（$100\mu g/mL$、$200\mu g/mL$、$400\mu g/mL$）培养 48h 后，SOD 值升高，分别为 38.92、52.98、58.29，与模型组相比有统计学差异（$P < 0.001$）。说明铁皮石斛多糖 PDC 具有拮抗高糖条件下体外培养所造成的人脐静脉内皮细胞上清液中 SOD 表达降低的作用。

表 3-12　不同浓度 PDC 对高糖培养 HUVECs 细胞 SOD 活性的影响 $(\bar{x} \pm S)$

| 组别 | SOD 活性/(U/mg prot.) |
| --- | --- |
| 正常对照组 | 66.14±1.70 [***] |
| 模型对照组 | 24.02±1.67 |
| PDC-100μg/mL | 38.92±2.08 [***] |
| PDC-200μg/mL | 52.98±2.23 [***] |
| PDC-400μg/mL | 58.29±2.67 [***] |

注：[***] 表示 $P < 0.001$。

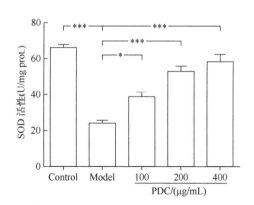

图 3-13　不同浓度 PDC 对高糖培养 HUVECs 细胞 SOD 活性的影响

[*] 表示 $P < 0.05$，[***] 表示 $P < 0.001$

## （六）石斛多糖对体外高糖培养 HUVECs 细胞培养上清一氧化氮（NO）的影响

Griess 法测定 NO 的主要原理是：NO 在体内或水溶液中极易氧化生成 $NO^{2-}$，在酸性条件下，$NO^{2-}$ 促使发生 Griess 反应，而生成重氮化合物。该反应生成的重氮化合物的浓度与 $NO^{2-}$ 浓度呈线性关系。可在

540～560nm 处测定该化合物的吸光度值。

研究结果表明，如表 3-13 和图 3-14 所示，与正常培养条件下培养的内皮细胞相比（83.89±4.78）μmol/L，高糖环境使内皮细胞 NO 分泌降低（26.85±3.41）μmol/L，但是在与不同浓度（100μg/mL、200μg/mL、400μg/mL）石斛多糖（PDC）共同培养 48h 后，可以明显刺激高糖培养内皮细胞 NO 的释放 [（44.58±3.50）μmol/L、（53.73±4.52）μmol/L、（74.91±4.68）μmol/L]，$P<0.01$。

表 3-13　不同浓度 PDC 对高糖培养 HUVECs 细胞 NO 浓度的影响（$\bar{x}\pm S$）

| 组别 | NO 浓度/(μmol/L) |
| --- | --- |
| 正常对照组 | 83.90±2.19 [***] |
| 模型对照组 | 26.85±1.85 |
| PDC-100μg/mL | 44.58±1.87 [***] |
| PDC-200μg/mL | 53.73±2.12 [***] |
| PDC-400μg/mL | 74.91±2.16 [***] |

注：[***] 表示 $P<0.001$。

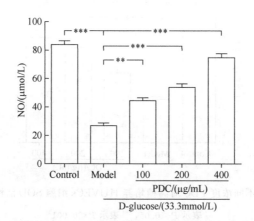

图 3-14　不同浓度 PDC 对高糖培养 HUVECs 细胞 NO 浓度的影响

[***] 表示 $P<0.001$

## 四、讨论

糖尿病是由遗传因素、免疫功能紊乱等各种致病因子作用于机体导致胰岛功能减退、胰岛素抵抗等而引发一系列代谢紊乱综合征。中国目前有超过 9200 万的糖尿病患者，是糖尿病第一大国。大量的临床及实验室研究结果表明，糖尿病患者大血管病变危险性增高的主要原因与胰岛素抵抗（IR）以及高血糖所导致的血管内皮细胞功能受损有关，血管内皮在维持正常的血流速度及血管张力、氧化应激、抑制血管炎症以及平滑肌细胞的增殖方面具有非常重要的作用。

高糖可加重 IR 及糖尿病血管内皮细胞的损伤。近来有文献报道，正常人给予糖负荷后血管内皮依赖性血管舒张功能减退，血流速度下降，且血管舒张功能与血糖浓度呈负相关，提示高浓度的葡萄糖可诱导血管内皮细胞功能的异常。高糖可通过多种途径导致血管内皮细胞功能不全，血管内皮是高糖损害的一个重要的靶器官，而氧化应激损伤是血管内皮损伤的一个重要因素。

氧化应激是指体内氧化与抗氧化作用失衡，氧化多于抗氧化，导致中性粒细胞炎性浸润，蛋白酶分泌增加，产生大量氧化中间产物。氧化应激是由自由基在体内产生的一种损伤作用，并被认为是导致衰老和疾病的一个重要因素。而活性氧是指氧化还原反应产生的并在分子组成上含有氧的一类化学性质非常活泼的一类物质的总称。主要有：氧的单电子还原产物超氧阴离子 $O^{2-}$，氧的双电子还原产物过氧化氢 $H_2O_2$，三电子还原产物 OH 和单线态氧 $O_2$。研究证明，外源性和内源性活性氧都可以诱导细胞死亡。已经证明，糖尿病的高血糖引起葡萄糖的自氧化、蛋白质的糖化和多元醇代谢途径的激活，这些变化加速内源性 ROS 的产生、增加了各种组织中脂质、DNA 和蛋白质的氧化修饰。高糖对内皮细胞的影响，已经有众多试验得到证实，而且无论是慢性高糖抑或是间歇性高糖都会在线粒体电子传递链水平通过 ROS 的过度产生增加氧化应激和促进内皮细胞凋亡。这些观察表明抗氧化剂在预防 ROS 引起的内皮细胞损伤方面可以发挥有益的作用。本研究选择以比色法检测培养基中 SOD 的含量，以流式细胞仪检测细胞内 ROS 水平以评价石斛多糖对高糖所引起的内皮细胞产生自由基的影响，这是目前测定自由基产生能力的最常用的方法。本研究发现，高糖培养下细胞内 ROS 的水平明显增加，而培养基中 SOD 的活性降低，再次证实高糖在与内皮细胞孵育过程中氧化损伤作用和对凋亡的促进，而石斛多糖剂量依赖性的抑制高糖引起的 ROS 的产生，增加了 SOD 的活性，而且明显抑制细胞凋亡。因此，可以证明石斛多糖具有较好的活性氧清除作用。这与以前的研究结果是一致。

线粒体最基本的功能就是消耗氧分子，生成 ATP。三羧酸循环产物 NADH 和 FAD 提供的电子在线粒体内膜电子传递链中依次传递，并最终被 $O_2$ 和 $H^+$ 接受，生成 $H_2O$。在电化学梯度的推动下，ADP 在 ATP 合酶的作用下经氧化磷酸化生成 ATP。电子流在传递的过程中，有时会发生电子漏，一部分电子可能会脱离电子传递链，引起单氧分子还原，生成超氧阴离子 $O^{2-}$。这些 $O^{2-}$ 很快转变为过氧化氢 $H_2O_2$，后者通过 Fenton 反应，再转变为高活性的羟自由基 $OH^-$，这些都是损伤细胞的活性氧 ROS。线粒体是 ROS 产生的主要场所，又是 ROS 作用的重要靶部位。细胞受到外来应激刺激后，在 ROS 升高的同时，可检测到线粒体膜电位的下降、线粒体通透性转换孔的开发、细胞色素 C 的释放等促凋亡因素和 mtDNA 氧化产物 8-羟基鸟嘌呤的生成，是线粒体成为细胞凋亡信号的主要执行者。同时血管内皮细胞的完整性对于维持血管的正常功能有着重要的意义，维持细胞正常的形态和完整性必须依赖细胞中存在的细胞骨架，而细胞骨架的分布变化又受到钙离子（$Ca^{2+}$）的调节。正常的细胞线粒体膜电位和正常的 $Ca^{2+}$ 浓度对于细胞的生存是必需的。线粒体膜电位降低的细胞将不可避免地发生凋亡，线粒体膜电位降低的同时还会降低线粒体对 $Ca^{2+}$ 的摄取，导致细胞内 $Ca^{2+}$ 浓度升高。而我们的研究结果发现，PDC 能有效地抑制高糖诱导的线粒体膜电位降低，降低细胞内钙超载，从而保护细胞免受损害。

NO 是以 L-精氨酸为底物在血管内皮细胞内皮型一氧化氮合成酶作用下合成的一种血管活性物质。NO 作为一种细胞介质具有多种生物学作用，如在多种病理生理状态中具有细胞功能调节因子、递质和信使等许多作用。NO 能抑制缩血管物质如内皮素等的分泌，同时通过对血小板凝集和黏附因子表达的抑制而阻断单核细胞与内皮细胞黏附，而且 NO 的抗氧化作用能抑制低密度脂蛋白（LDL）的氧化。NO 的这些生物学作用都能抑制或减少平滑肌细胞的增殖，阻止动脉粥样硬化病变的进一步发展。另外，NO 亦具有拮抗内皮细胞凋亡的作用。因此，NO 减少可导致动脉粥样硬化进程的加速。多项 HUVECs 体外培养实验证实随内皮细胞的衰老出现 NO 水平降低的现象。2000 年 Vasa 等人首次报道补充 NO 供体（SNP）能够减慢内皮细胞衰老。Bode-Boger 也随之报道内皮细胞传代次数愈多，NO 和 cGMP 水平愈低。本实验中我们也观察到高糖诱导 HU-VECs 损害后 NO 水平下降，与 Hayashi 等人研究结果一致，并且试验证明 PDC 能显著的升高 NO 水平。

综上所述，PDC 能有效拮抗高糖培养对 HUVECs 的损害，能显著提高细胞生存率，升高受损细胞线粒体膜电位，降低细胞内钙离子浓度，减少活性氧的生成，并能升高超氧化物歧化酶活性，促进 NO 释放。提示 PDC 可能是一种对保护血管内皮细胞十分重要的潜在性药物，其保护机制可能与 PDC 具有的抗氧化作用有关，给糖尿病及其血管并发症的防治提供新的思路。

## 五、结论

（1）33.3mmol/L 高糖环境下人脐静脉内皮细胞生长受到抑制，细胞线粒体膜电位降低，细胞内钙离子浓度升高，活性氧（ROS）生成增加，超氧化物歧化酶活力降低，一氧化氮（NO）生成减少。

（2）铁皮石斛多糖（PDC）能剂量依赖性的有效拮抗上述改变，且有统计学意义。

（3）铁皮石斛多糖可能通过拮抗高糖环境下的人脐静脉内皮细胞氧化应激损伤，而对人脐静脉内皮细胞具有较好的保护作用。

## 参考文献

[1] 王寒旭，张德太. 我国糖尿病流行病学危险因素分析[J]. 现代临床医学，2011，37（4）：248-250.

[2] 李鹏，刘懿，董乐，等. TLR2mAb 和 TLR4mAb 对急性期溃疡性结肠炎小鼠结肠黏膜炎症因子 IFN-γ、IL-4 及 IL-17 表达的影响[J]. 复旦学报：医学版，2010，37（3）：253-258.

[3] 罗静思，夏宁，梁瑜祯. 不同浓度葡萄糖对小鼠胰岛 β 细胞株 NIT-1 增殖、分泌功能和凋亡的影响[J]. 山东医药，2010，50（43）：28-30.

[4] Jiang S, Xu CM, Yao S, et al. Cdc42 up regulation under high glucose induces podocyte apoptosis and impairs β -cell insulin secretion[J]. Front Endocrinol (Lausanne)，2022，13：905703.

[5] Katsarou A, Gudbjörnsdottir S, Rawshani A, et al. Å Type 1diabetes mellitus

[J]. Nat Rev Dis Primers，2017，3：17016.

[6] 李强翔. 铁皮石斛在糖尿病研究中的应用进展[J]. 中国老年学杂志，2012；32（2）：427-429.

[7] Zambbrey VA，Schravendij KC，Ling Z，et al. Interleukin-1 beta inhibits proinsulin conversion in rat beta-cells via a nitric oxide-dependent pathway[J]. Horm-Metab Res，2010，36（11）：639-644.

[8] Maedler K，Sergeev P，Ehses JA，et al. Leptin modulates β cell expression of IL-1receptor antagonist and release of IL-1β in human islets[J]. Proc Nat Acad Sei USA，2011，101（46）：8138-8143.

[9] Yu H，Lin L，Zhang Z，et al. Targeting NF-κB pathway for the therapy of diseases：mechanism and clinical study[J]. Signal Transduct Target Ther，2020，5（1）：209.

[10] Li X，Wu Y，Song Y，et al. Activation of NF-κB-Inducing Kinase in Islet β Cells Causes β Cell Failure and Diabetes[J]. Mol Ther，2020，28（11）：2430-2441.

[11] Pang L，Lian X，Liu H，et al. Understanding Diabetic Neuropathy：Focus on Oxidative Stress[J]. Oxid Med Cell Longev，2020，31：9524635.

[12] Tang G，Li S，Zhang C，et al. Clinical efficacies，underlying mechanisms and molecular targets of Chinese medicines for diabetic nephropathy treatment and management[J]. Acta Pharm Sin B，2021，11（9）：2749-2767.

[13] 李时珍. 本草纲目（上册）[M]. 北京：人民卫生出版社，1982.

[14] 范传颖，季艳琴. 铁皮石斛化学成分及药理作用的研究进展[J]. 当代医药论丛，2017，15（22）：40-41.

[15] 常惠礼. 铁皮石斛对 2 型糖尿病大鼠胰岛组织 JNK、AKT 蛋白磷酸化表达的影响[J]. 中国药事，2015（1）：54-57.

[16] 司徒镇强，吴正平，折省平，等. 细胞培养[M]. 西安：世界图书出版公司，1996.

[17] Chibaya L，Karim B，Zhang H，et al. Mdm2 phosphorylation by Akt regulates the p53 response to oxidative stress to promote cell proliferation and tumorigenesis[J]. Proc Natl Acad Sci U S A，2021，118（4）：e2003193118.

[18] Zhang B，Li X，Liu G，et al. Peroxiredomin-4 ameliorates lipotoxicity-induced oxidative stress and apoptosis in diabetic cardiomyopathy[J]. Biomed Pharmacother，2021，141：111780.

[19] Vasa M，Breitschopf K，Zeiher AM，et al. Nitric oxide activates telomerase and

delays endothelial cell senescence[J]. Circ Res，2000，87（7）：540-542.

[20] Eftekharpour E，Fernyhough P. Oxidative Stress and Mitochondrial Dysfunction Associated with Peripheral Neuropathy in Type 1 Diabetes[J]. Antioxid Redox Signal，2022，37（7-9）：578-596.

[21] Du XL，Sui GZ，Stockklauser-Farber K，et al. Introduction of apoptosis by high proinsulin and glucose in cultured human umbilical vein endothelial cells is mediated by reactive oxygen species[J]. Diabetologia，1998，41（3）：249-225.

# 第四章

# 糖尿病健康教育相关
# 伦理学问题的研究

## 第一节　概述

### 一、问题的缘起与研究价值

#### （一）生命伦理学与糖尿病健康教育的关系

Daniel Wikler 在第三次国际生命伦理学会议上的主题报告——生命伦理学家和社会责任中提出：生命伦理学的主题一直在变化，从生命伦理学产生开始，生命伦理学已经历了三个阶段，第四个阶段正在诞生的过程中。第一阶段以某些专业行为准则的形成为标志，如不允许做医学广告，禁止诋毁同行等，此阶段应称为医学伦理学阶段。第二阶段就是琼森（Albert R. Jonsen）在他的《生命伦理学的诞生》中所阐述的和他的历史学家同行所说的生命伦理学阶段，在这个阶段中，医生的处境发生了根本性的变化，公众开始对古老的医学职业中的家长主义、讲真话等提出疑问，此阶段的生命伦理学家是患者权利的学术同盟。此时，生命伦理学家需要新的哲学理论和方法，这些新的哲学理论和方法不是个人行动的道德，也不是用传统的伦理原则去定义医生的职业，而是用社会和政治哲学，尤其是社会分配的公正来界定医生职业。第三阶段生命伦理学家开始把研究视角转向卫生保健政策和卫生经济问题，在很多国家，生命伦理学家还为政府卫生政策的制定提供咨询建议，生命伦理学的视角从个体医生的职业上升到了社会层面。许多国家政府中的卫生官员都曾向生命伦理学家进行咨询。第四阶段的生命伦理学可称为人口保健的生命伦理学，它不仅像第二阶段一样包括专业行动准则、医疗工作者和公众，也像第三阶段超越了传统的医患关系范围，横跨生物和社会科学、人类学和管理科学，而且还有自身的特点：高技术医学的出现和应用、医生的两难推理及稀有卫生资源的拥有者都不再是焦点问题，而将注意力集中在多种影响卫生保健的因素上。在我国，生命伦理学研究刚刚起步，如何用生命伦理学原则以及最新理论成果指导医学实践成为当前许多学者关注的问题。

随着我国人口的老龄化及生活方式的改变，糖尿病及其并发症已成为继肿瘤、心血管疾病之后第三大严重威胁人类健康的慢性非传染性疾病。目前，针对糖尿病的治疗方法多种多样，在糖尿病治疗过程中产生了有关的伦理问题，这也使从生命伦理视角探讨糖尿病治疗的有效方法——糖尿病健康教育及保健成为必需。

糖尿病是一种终身性疾病，治疗方法有多种，选择的唯一依据是患者最需要、最合适的方式。因此，从医学目标的角度出发，循证医学概念要求我们能及时准确地使用迄今证明最可能有效的治疗方式，废除被证明无益的治疗方式，充分体现糖尿病治疗的人文关怀，从而使患者得到较理想的治疗效果。Joslin 将糖尿病的治疗比喻为五驾马车，即饮食管理、运动疗法、健康教育、血糖监测和药物治疗，患者只有很好地驾驭这五驾马车，才能良好地控制血糖，减少急、慢性并发症的发生与发展，血糖监测也是一项重要的技能，要掌握上述知识和技能，患者必须通过糖尿病健康教育来获得。糖尿病健康教育从广义讲就是宣传糖尿病防治知识，让人们了解糖尿病的发病因素及防治方法。为了更好地有效治疗糖尿病，人们开始关注糖尿病健康教育。1994 年在日本神户召开的世界糖尿病大会就强调要加强糖尿病健康教育，认为糖尿病从某种程度上是属于人们缺乏对该疾病认识而致的"知识缺乏型疾病"。随着人们对糖尿病认识的深化和对糖尿病教育的重视，糖尿病健康教育已成为糖尿病现代综合治疗的五大措施之一。就我国目前糖尿病发病情况而言，大力开展糖尿病健康教育已迫在眉睫。然而，我国糖尿病健康教育工作刚刚起步，缺乏统一规范模式，组织及管理力量薄弱，教育质量参差不齐，在实施过程中存在许多不尽人意之处，教育质量难以保证。因此，在全民开展糖尿病健康教育，让群众了解其诱发因素和危害，可以提高群众的自觉防治意识，及时控制发病因素，可降低我国糖尿病发病率，对于卫生保健工作有重大的社会意义。

### （二）糖尿病健康教育的方法、意义及我国糖尿病教育的现状

糖尿病健康教育（health education）是通过有计划、有组织、有系统的社会和教育活动，促使糖尿病患者自愿地改变影响健康不良生活及行为以及相关因素，消除或减轻影响糖尿病的危险因素，预防或延缓糖尿病及其并发症的发生发展，促进糖尿病患者健康和提高生活质量。

糖尿病健康教育对象包括：①一般人群教育；②糖尿病患者及其家庭教育；③糖尿病专业医生、护士以及营养师的教育；④未成年糖尿病患者学校及成长机构的教育。糖尿病的健康教育主要有社区和医院教育两种形式，医院教育又分为门诊教育、住院教育和出院后教育。内容包括：①糖尿病的致病原因、临床表现、治疗方法及血糖控制不良所致急慢性并发症的危害。②合理控制饮食。③运动疗法在治疗中的意义，让患者明白加强锻炼可以维持适当的体重。④配合医生指导患者及家属掌握降糖药物的应用以及低血糖反应的处理，改变不良生活习惯。⑤教患者检测血糖，学会观察尿糖、血糖的变化。⑥学会正确注射胰岛素，了解药物的作用、不良反应及使用注意事项。⑦要求定期复查。健康教育内容必须具有针对性强、易于操作、效果显著的特点。糖尿病健康教育的基本方法：针对不同的人群采取不同方式，以取得最佳效果，可采用面对面示教、口头教育、文字教育、形象教育以及电教化教育方式，利用电视集中上课，学习防治糖尿病知识，让患者及家属一起参与学习，互相交流，以便能及时发现和处理有关问题。有人通过发放健康手册，集中讲课及管床护士一对一随时指导的方法，对大于60岁的老年糖尿病患者进行健康教育效果较好。还可以运用以下健康教育方法：语言教育方式、书面教育、随机教育、示范教育、糖尿病知识座谈会。有人研究用专题讲座、小组讲座、文字教育、随机教育、现身教育等方法对社区新诊断的老年糖尿病患者进行健康教育效果较好。

我国糖尿病教育与发达国家相比存在的差距：①糖尿病教员职责不

明；②糖尿病教员没有标准的准入制度；③缺乏真正意义上的糖尿病教育团队；④糖尿病护士数量不足与浪费共存；⑤糖尿病健康教育项目没有权威机构的认证；⑥健康教育与健康管理脱节；⑦糖尿病教育项目缺乏系统的评价。

## 二、在糖尿病健康教育过程中要遵循的伦理原则

医学伦理学的本质是为了患者的利益，随着时代的变迁和人们观念的变化，对于什么是患者利益的认识也在不断变化。美国学者比彻姆（Beauchamp TL）和查尔瑞斯（Chidress JF）合著的《生物医学伦理学原则》一书中提出了医学伦理学的基本原则——不伤害原则、有利原则、尊重原则和公平公正原则。这四个基本原则源于对医学活动中具体的情况、案例、问题的分析，是对医学的道德传统的理论概括。虽然后来一些学者针对这四个基本原则提出了不同的见解，但多是对这四个基本原则的补充，理论和实践证明，这四个基本原则符合人道主义。坚持这四个基本原则，有利于医学沿正确的方向发展。

临床诊治过程中不使患者受到不应有的伤害的伦理原则，是临床伦理原则中的底线原则。

有利原则是把有利于患者健康放在第一位，并且是为患者生存与健康谋利益的伦理原则。有利原则与不伤害原则有着密切关系。有利包含不伤害，不伤害是有利的起码要求和体现，是有利的一个方面。有利原则由两个层次构成，即低层次原则是不伤害患者，但仅仅做到"不伤害"是不够的。医/护患关系不是像顾客与售货员那样的陌生人关系，陌生人关系中双方主要是反面义务，但医/护患关系不同。对于糖尿病患者来说，由于医/护患之间在掌握医学/护理糖尿病知识上的不平等，糖尿病患者处于脆弱和依赖的地位，医护人员有许多正面义务，即应该帮助患者了解糖尿病相关知识、治疗或治愈疾病、恢复健康、避免过早的死亡、解除或缓解症状、解除或减轻疼痛。高层次原则是为患者谋利益。有效的糖尿病健康教育应有利于早期诊断、早期治疗、减少致残率、降低其危害、降低患者的花费，使全社会的医疗得到更合理的分配，可取得巨大的社会效益。

尊重原则也是临床医学必须遵守的重要原则。医患交往时应真诚的相互尊重，并强调医务人员要尊重糖尿病患者及其家属。在临床实践中，狭

义的尊重原则要求尊重糖尿病患者的人格权，强调医务人员把糖尿病患者当人来对待，平等进行交流，尊重患者独立的平等的人格，不允许重病轻人，不允许做有损糖尿病患者人格的事；广义的尊重原则要求尊重人格权和自主权。尊重原则渗透在临床医学的各个领域，体现在医患关系的各个方面。

在医疗保健服务中，公平是指单个患者之间的医疗处置的公平性，公正是指社会群体之间的医疗卫生资源分配（糖尿病群体和其他病种群体）的公平性，公正原则指的是公平正直的对待每一位患者。患方和医方在社会地位和人格尊严上是相互平等的。患者虽千差万别，但人人享有平等的生命健康权和医疗保健权。患者处于医患交往的弱势地位，理应得到医学给予的公平正义的关怀。

医患双方应该在平等、双赢和合作的情况下进行糖尿病健康教育，强调患者依从性，使其在糖尿病健康教育中扮演更积极的角色，对糖尿病自我管理承担责任，而不是灌输知识的对象。尽管医疗原本应是医生为患者提供治疗性教育，承担教育计划实施的责任，必须参与糖尿病健康教育的全过程中，帮助患者了解自身疾病及治疗，使其为保持及提高生活质量而关心自己的健康状况，在治疗中由被动服从转化为主动实施。

在临床实践中，公正原则不仅表现为医患交往的公正，还包括资源分配的公正。医疗卫生资源分配包括宏观分配与微观分配。宏观分配是各级立法和行政机构所进行的分配，解决的是确保卫生保健投入在预防医学与临床医学、基础研究与应用研究、高新技术与实用技术、基本医疗与特需医疗等各层次、各领域的合理分配比例的问题，目标是实现现有卫生资源的优化配置，以此充分保证人人享有基本医疗保健，满足多层次的医疗保健需求。微观分配是由医院和医生针对特定患者在临床诊治中进行的分配，主要指住院床位、手术机会以及贵重稀缺医疗资源的分配。医学的根本目的应该是保障人类持续的健康，而这种健康的应是"一种躯体、精神与社会的完好状态"。如我们加大糖尿病教育方面的投资，能使糖尿病患者血糖控制良好、可减少或延缓并发症的教育的费用投入远低于治疗并发症的费用投入。如这些费用与那些因严重糖尿病肾病、尿毒症而进行血液透析所需的治疗费相比，与肾移植所需的数十万治疗费相比，与因患严重晚期并发症而残障（失明、截肢）痛苦相比，应当说前者的效用及成本/

效益之比最佳，将有可能极大地节约医疗资源。

### 三、研究方法、思路与结构

以上问题牵涉单位、个人经济效益问题，涉及糖尿病患者权利伦理、社会责任伦理及个人责任伦理问题。伦理价值观念的改变以及公众对卫生与健康的认识和需求的增加，使医生面临着临床伦理抉择的困惑。如何平衡其间的矛盾，则需要医学、伦理学、社会学、法学各界专家学者共同面对现实，探寻对策。其中，生命伦理学则必须承担理论先导的作用。本章从老年糖尿病、青少年糖尿病及妊娠糖尿病，从个体隐私到医患关系，从医务人员医德医风建设到网络糖尿病健康教育伦理、糖尿病健康教育中药物临床试验与伦理研究，再到政府卫生政策层面，具体剖析糖尿病健康教育的伦理意义、问题与对策。

## 第二节 老年糖尿病健康教育的临床伦理学思考

糖尿病是发生于老年人的最常见的慢性代谢性内分泌疾病之一。随着世界性人口老龄化，老年人的绝对数量和占人口的比例都在迅速增长，老年糖尿病患者人数也随之快速攀升。糖尿病的慢性并发症是患者致死、致残的主要原因。长期高血糖状态下，机体代谢紊乱，可导致多种并发症的发生。所以做好老年糖尿病健康教育至关重要，但与此同时，我们必须关注在老年糖尿病健康教育过程中可能涉及的一系列临床伦理学问题。

### 一、国内老年糖尿病健康教育的问题的现状——糖尿病健康教育的伦理学问题常被忽视

#### （一）我国老年糖尿病患者的临床特点

我国老年糖尿病患者的临床特点：①患病率高但症状不典型，起病较隐袭，容易误诊、漏诊。②老年人代谢功能降低是普遍现象，容易发胖，出现胰岛素抵抗。心脑血管并发症严重而多见。③并发高渗性昏迷时死亡率高。④容易出现认知功能障碍，抑郁症发生率较高，情感变化不稳定，血糖往往控制不好，记忆力减退，依从性差。⑤对糖尿病的治疗认识不

足。⑥家属重视不够。⑦就医时大多数已有不同程度的并发症，口服药种类繁多，不能负担昂贵的医疗费用等。

老年糖尿病患者普遍缺乏糖尿病知识，对糖尿病缺乏正确认识，不能积极主动地配合治疗。而且，由于老年人生理功能的自然减退，致使老年糖尿病患者听力及记忆能力均有不同程度的下降，老年糖尿病患者对医务人员所讲的糖尿病用药方法、操作技巧、自我管理的方法，记忆困难、遗忘快，且缺乏兴趣，增加了健康教育的难度。因此健康教育的形式及语言应根据患者具体情况而定，多用通俗语言，少用医学术语。大多患者经济并不富裕，血糖稍有控制就认为病已治愈，而停止服药。因此，健康教育时要有耐心，要反复向患者讲解长期坚持服药的重要性，增强其依从性。在进行糖尿病药物治疗教育时，要密切关注低血糖的自我观察及处理的特殊性，一般糖尿病患者低血糖的症状以饥饿、心慌、脉速、大汗为主，由于老年患者自身敏感性差，症状反应慢，有时察觉不到饥饿感，可告诉患者在不太舒服时摸一下脉搏，如果比平时快要及时测血糖。低血糖时饮用糖水，或吃糖果，如不缓解并出现昏迷要及时就医。老年人外出时，应随身携带一张卡片，注明姓名、诊断、住址、电话及用药情况，一旦发生低血糖昏迷，便于就近抢救治疗。总之，老年糖尿病患者，在用药过程中应监测血糖，以防低血糖发生。

## （二）老年糖尿病患者在健康教育认识的误区

老年糖尿病患者对所患疾病认识不足，不知道健康教育是治疗糖尿病的重要手段之一，对健康知识的求知欲望不迫切，只重视药物治疗，亦只限于求医降糖，解决病痛，不懂得长期良好的血糖控制对延缓或减少糖尿病并发症所起的重要作用，对自己不良行为的危害不重视，也不想通过学习改变，表现出对医务工作者所做的健康教育漠不关心，缺乏主动性和积极性。部分老年糖尿病患者担心健康教育增加了他们的负担，希望医护人员用尽可能少的钱，使其得到最好的治疗效果，他们所关心的医疗费用胜过健康知识的传授，因此降低了对健康教育的渴求程度。另外，当老年糖尿病患者得知所患疾病为终身性的，且需长期控制饮食，因而产生了消极情绪，拒绝治疗；到处寻求偏方或特效疗法，对医务工作者的能力和教育的内容持怀疑态度，不能言行合一；老年糖尿病患者对长期的饮食治疗，缺乏自控能力，而又不愿意也不容易改变原有的生活方式及行为；患者文化水平低，不能完全理解教育内容，使健康教育效果受到影响。不遵医行为也是导致健康教育效果不佳的重要因素。

### （三）医务工作者在老年糖尿病健康教育的误区

首先，医务工作者在进行老年糖尿病健康教育时常忽视心理指导。老年糖尿病患者代谢功能下降，容易发生各种并发症，病程迁延难愈。患者常因血糖反复偏高、长期的饮食控制及各种检查治疗，而导致紧张、恐惧、悲观、绝望等心理。因此，健康教育目的要明确。在讲解常见疾病及家庭护理时要切中要害，避免无意义的解释引起老年患者的焦虑。应该客观地向老年患者介绍有关糖尿病的发展过程及预后知识，使他们认识到糖尿病是目前尚不能根治的慢性疾病，但是可以防治的疾病。要耐心疏导，减轻其心理压力，使患者情绪稳定。心理健康，调动患者的积极因素，增强患者坚持治疗战胜疾病的信心，使疾病得到有效的控制。

其次，医务工作者在老年糖尿病健康教育过程中常常忽视家庭的支持。其实，家庭的支持可给患者一个良好的治病养病环境，帮助患者克服因疾病折磨而产生不遵医嘱的懈怠情绪，同时起到有效督促、引导患者自我管理和预防保健的作用。因此要经常与患者家属交谈，交代家属收集与患者有关的信息并记录患者的治疗、病情变化。复诊时带回核实，及时发现对医嘱的误解从而保证疗效，同时教会家属在家庭自我用药出现不良反应时的处理方法，低血糖的预防及忘记用药对策。医务工作者在老年糖尿病健康教育中，应该要求家属配合做好支持工作，动员家属参与健康教育，多给患者关心体贴，避免产生遭人嫌弃的思想，充分体现家庭的温暖、社会的支持，使患者保持乐观的情绪。

## 二、老年糖尿病健康教育的医德要求

医学美德论是传统的医德学的理论，它以医学品德、医学美德和医务人员为中心，研究和探讨医务人员应该是一个什么样的人，有道德的医务人员是什么样的人，医务人员应该具有什么样的品德或品格。对老年糖尿病患者进行健康教育，医务工作者不仅要具备丰富的生理、心理、专业技能、社会文化等方面的知识，还要注重培养自身的素养和优良的品质，更重要的是如何运用自己所学的知识，牢记以患者为中心的服务宗旨，以满腔热情无私地服务于患者，只有这样才能调动患者主动参与合作的积极性，才会使健康教育活动得以顺利进行，保证健康教育取得明显效果。

### （一）老年糖尿病健康教育要细致——实施个体化健康教育

由于健康教育的对象为非医学专业的老人，糖尿病知识教员应注意以下几点：①避免生硬使用医学术语。语言表达力求口语化，尽可能使用老人熟悉的语言讲解宣教。直观形象与反复教育相结合，由于老年糖尿病患者理解与接受能力差，解释教育内容时要做到耐心细致、百讲不厌。对接受能力特别差的患者更要不厌其烦，切勿流露出厌烦情绪或者带有责备色彩的语气或行为，否则会损伤患者的自尊心和积极性，使其对健康教育失去信心。应用可能接触的机会对健康教育知识进行提问，了解患者对知识掌握的程度。此外，还可采用直观形象与反复教育相结合。如看图片、画报、电视录像、宣传小册子等；每周举办糖尿病知识讲座一次，讲解时用通俗易懂的语言，速度放慢，声音洪亮。②建立良好的人际关系。糖尿病健康教员应掌握老年糖尿病患者的心理特点，热情而耐心，与他们建立起相互尊重、相互信任的关系，创造一个宽松、和谐的环境，才能有效地进行宣教和干预。③注意教育的目的性。健康教育目的要明确。在讲解常见疾病及家庭护理时要击中要害，避免无意义的解释引起老年患者的焦虑。④注意条理性。老年患者记忆力、听力等功能下降，糖尿病教员应判断老年患者听及记的能力，注意重点突出，控制语速适中，以老年患者能接受、不感到吃力为标准。⑤采用灵活的方法。首先，要对每个患者进行评估，根据患者的不同特点和状况，制定个体化的教育方案、教育计划；其次，健康教育内容应反映科学性、实用性及可行性，深入浅出、反复讲解；病友联谊会选定的示范患者要考虑患者的社会地位、在患者中的影响力等方面因素，起到正面的、积极的引导作用。糖尿病健康教育涉及面较广，要根据老年人的健康状况、知识层次、文化程度等因素，"因人施教，因病施教"，易于理解便于接受。对老年前期糖尿病患者要反复强调控制血糖的重要性，并动员家属参与和监督患者学习糖尿病的知识，从而有效控制病情，延缓并发症的发生和发展，提高生活质量。

### （二）正确处理医患关系

共同参与型是目前大力提倡并代表医患关系发展方向的模式。所以良好的医患关系对疾病的治疗非常重要，医生在接诊时可以通过语言、表情、态度和行为去影响或改变患者的认识、情绪和行为，减轻和消除患者的紧张或消极情绪，尽量发挥主观能动性，加强患者对诊疗的遵从性和依从性，更好地配合医生积极治疗。糖尿病医师应树立"急患者之所急，痛患者之所痛"的思想，与患者建立互相信赖的医患关系。互动式糖尿病健康教育改变了传统的健康教育方法，除系统的介绍糖尿病知识外，还增加了个性化教育和服务，从而提高了患者对治疗的依从性，更好地控制血糖、血压、血脂水平，延缓慢性并发症的发生和发展。这些方法的实施必须充分发挥医务人员的责任心和能动性。有些患者对治疗没有信心，多疑和焦虑，有不同程度的心理障碍，每一位医务工作者都应耐心地为患者详细解释病情，认真疏导，努力调动患者自身的积极因素，增强治疗疾病的信心，更好地配合治疗，达到最佳的治疗效果。

### （三）协调科室间关系

老年糖尿病患者常伴有高血压、高血脂及多脏器功能障碍。糖尿病科和其他科（如老年、心血管、肾内、神内、营养等）是独立的医疗科室。因此，在老年糖尿病健康教育过程中，要协调好这多个科室之间的关系。多个科室之间应经常交流，互相学习，促进学科之间的相互渗透和发展。应积极为患者普及糖尿病、心血管、肾病等的预防知识和治疗知识，以及多种疾病的相互关系。在日常生活中注意改变不良生活习惯、饮食规律，戒烟戒酒，遵医嘱合理用药，定期复查，及时就诊。因老年糖尿病患者常伴发多种疾病，教育还应包括保持心情平和，避免不良刺激，勿大喜大悲，积极治疗其他疾病等。多个科室的医师要遵循 5 个 "C" 的原则，即联系（Communication）、协作（Collaboration）、协调（Coordination）、合作（Cooperation）和谦虚（Courtesy）。从而使老年糖尿病患者能得到更加全面的治疗，及时预防并发症的发生和发展。

### （四）老年糖尿病健康教育的伦理道德观

有利原则是把有利于患者健康放在第一位，并且是为患者生存与健康谋利益的伦理原则。有利原则与不伤害原则有着密切关系。有利包含不伤害，不伤害是有利的起码要求和体现，是有利的一个方面。在老年糖尿病健康教育中，对于老年糖尿病患者，临床医师切忌一叶障目，不顾患者的全身健康，盲目进行药物降血糖治疗。对于老年糖尿病的治疗应该重在健康教育和预防，以免延误治疗时机。在老年糖尿病健康教育过程中，要时刻考虑患者的全身状况，重视个体的特殊性。此外，还应重视患者的心理健康，目前医学模式由单纯生物学模式向生物-心理-社会模式转变，临床医师在选择治疗方法时，要重视患者心理和精神因素的影响。糖尿病随着病程的发展、并发症的出现，患者的心理压力逐渐增加，可能会对治疗缺乏足够的信心。医务工作者在实施老年糖尿病健康教育前，应详细告知患者要正确认识糖尿病及其并发症的发生、发展和预后，既要认识到疾病的危害和终身治疗的困难，也要认识到经过积极治疗，可以有效控制疾病的发展。这样既增加了患者的乐观情绪，提高了患者战胜疾病的勇气，也使患者认识到积极配合医生治疗的必要性和坚持治疗的重要性，同时又防止患者道听途说，避免受到虚假广告的影响，从而收到最佳的治疗效果。

## 三、老年糖尿病健康教育中医务工作者的权利和责任

医务工作者都有责任向患者及其家属介绍糖尿病知识，也要向患者讲明饮食控制、合理运动和使用降糖药物对控制血糖的重要性，对患者降糖方案提出指导性的建议。另外，在临床各项治疗中，要以医德规范为行为指导，加强责任心，及时征求患者对医疗工作的意见和建议，多与患者沟通，增强医患之间的信任和理解。糖尿病教育本身也是一种治疗。如果仅对患者进行糖尿病系列讲座，由于缺乏针对性，忽视了患者的年龄、文化水平、身体条件等个体差异，将有部分患者不能达到预期目标。例如，糖尿病俱乐部通过在讲座基础上，根据老年人的特点进行个别指导、家庭随访等，系统且合理地开展健康知识的宣教工作，使患者多次反复地接受健康宣教，95%以上的患者有效地提高了药物治疗的依从性，饮食控制和坚持运动的自觉性也显著升高，这种控制会随时间的延长而更加显示出健康教育的效益。对老年糖尿病患者进行良好的健康教育，增加了医患之间的沟通，能与患者保持持久的合作，及时掌握老年患者的信息反馈，及时采取有效的措施，增加了老年患者的遵医依从性，建立科学的生活方式，最终减少了发病率和再住院率，获得了较好的社会效益和经济效益。

# 第三节 青少年糖尿病健康教育的伦理学问题探析

青少年糖尿病绝大多数为胰岛素不足引起的 1 型糖尿病,直接影响青少年的生长发育。青少年糖尿病健康教育直接影响青少年糖尿病患者的治疗效果,因此充分理解遵循青少年糖尿病健康教育过程中的临床伦理学问题,就可以避免或减少青少年糖尿病并发症的发生与发展,使患者得到满意的服务。

## 一、青少年糖尿病患者健康教育有关医学伦理学问题

### (一) 对青少年糖尿病患者健康教育要有高度责任心

临床诊疗道德是指协调诊疗过程中人与人的关系行为规范的总和,是医务工作者选择最佳诊疗方案的依据和准则,是衡量医务工作者道德水平高低的重要尺度。青少年糖尿病起病急、症状重且易发生糖尿病酮症酸中毒(DKA)而危及生命。据国外报道,青少年糖尿病的病死率仍较高,其中 70% 死于 DKA。因此,做好青少年糖尿病的健康教育尤为重要。

青少年糖尿病的健康教育遵循有利的原则,即为患者所做的一切都应当产生有利的结果,也就是说,医务人员有对患者"不伤害"和"确有助益"的义务,儿童和青少年糖尿病的处理确实有其特殊性和复杂性,具体表现在以下方面:①青少年糖尿病患者年龄小,认知性差。由于患者年龄小,对什么是糖尿病、糖尿病的危害性以及怎样综合防治在了解和理解上有些困难,这要求医务人员对青少年糖尿病患者健康教育要有高度细心与耐心,更加耐心细致地帮助和指导他们和糖尿病做斗争。②饮食治疗的困难和复杂性。当看到同龄的孩子吃着各种各样好吃的东西时,糖尿病患儿却不得不限制自己,这是一件非常残忍而且痛苦的事情。此时家长和医护人员的正确指导显得尤其重要。另外,正当孩子生长发育时期,正确健康的饮食计划常由专业营养医生的帮助来制定,这与成年人糖尿病饮食控制往往有很大的区别。③运动量大而且不规律:孩子多爱玩好动,运动量常难以控制,在这方面糖尿病专科医师应该给予更多、更细致的关怀。要知

道限制其不动，会使血糖升高，过量运动又会诱发低血糖。这就要求接诊医生一定要有高度的耐心，尤其对于初诊患者一定要进行系统全面的评估，选择最佳治疗方案。对治疗中如何控制饮食、运动，如何判断低血糖反应及解救办法等重要问题，都应详细反复地耐心讲解，直至患者领会为止。④终身的胰岛素治疗。早早教育孩子接受胰岛素治疗的现实，培养其坚定的信念和坚忍不拔的能从逆境中崛起的信心。鼓励患儿尽早学会胰岛素注射治疗的各种知识和技术。切勿随意停用胰岛素去试用根治糖尿病的所谓"祖传秘方"，以免酿成大祸。青少年糖尿病患病时间长，并发症多且重，治疗效果不佳者，对治疗用药产生对立态度，认为无药可医，自暴自弃，不配合治疗，对医护人员不信任，表现出一种冷漠、无动于衷的态度。对于这类患者，首先用温和的语言、熟练的操作，丰富的医疗护理基础知识取得患者的信赖，主动与患者谈心，然后合理提供治疗信息，把病情变化、检查结果主动向其做科学的、保护性的解释，帮助患者重新树立信心，再用正确的人生观、社会观感染影响患者，促使患者克服厌世的心理现象，从而积极地与疾病抗争。

### （二）对青少年糖尿病患者要高度关心

由于患者多是青少年，一旦被确诊，将终生依赖外源性胰岛素治疗，如果没有外源性胰岛素替代治疗，将会导致危及生命的代谢紊乱，而他们又正处于求学、创业、恋爱的大好时光，当他们得知没有根治的可能，常有一种愤怒的情感，加之必须终生控制饮食，更加重了愤怒的心理。同时感到被剥夺了生活的权利与自由，对生活失去信心，情绪低落。有些青少年糖尿病患者整日沉浸在悲伤的情绪中，情感脆弱，害怕自己的病情得不到家里的重视，对治疗采取消极的态度，使得血糖难以控制，且反复出现酮体。针对这些情况，要经常同患者交流，同情、体贴、关心患者，进行心理健康教育。但要因人而异地采取不同方法，针对青少年普遍存在自尊心强、知识缺乏、恐惧心理，及父母精神负担较重等情况，可采取谈心，个别指导"观看有关糖尿病防治录像，阅读一些宣传资料"等，使他们正确认识糖尿病是一种非传染性的慢性终身性疾病，适当治疗（坚持注射胰岛素及口服降糖药物），控制血糖在适当水平，即可避免糖尿病并发症的发生和发展。鼓励和协助家长安排患儿有规律的生活和治疗。有些青少年还认为患病是父母遗传的结果，将愤怒的情绪针对父母，责备父母。针对患者的心理情况，我们在宣教时用亲切、诚恳的语言取得患者的信任，建立良好的护患关系，以宣泄法使患者发泄愤怒的情绪，以升华法转移其矛盾心理。

### （三）青少年糖尿病有关家庭的伦理问题

糖尿病本身及疾病所带来的各种应激源刺激使青少年患者长期处于负性情绪（焦虑、恐惧、抑郁、愤怒、自怜、敌意、过度依赖和失助感）状态。应激源主要来自生活方式的改变、血糖控制不稳定、病情反复、出现各种并发症、巨大的经济负担和社会歧视等。当病情稳定以后回归家庭和社会，健康教育从医院走向家庭和社会是今后的发展趋势。家庭治疗是心理治疗的一种形式，治疗对象不只是患者本人，而是通过在家庭成员内部促进谅解，增进情感交流和相互关心的做法，使每个家庭成员了解家庭中病态情感结构，以纠正其共有的心理病态，改善家庭功能，产生治疗性的影响，达到和睦相处，向正常发展的目的。青少年糖尿病患者处于青春期，其自我意识矛盾。一方面，希望自身的独立能力得到发展；另一方面，又不得不依赖医疗护理和家庭的照顾。一方面，渴望与伙伴交往，渴望得到理解；另一方面，不愿意表露自己的心情。以上诸多原因，可导致青少年心理社会方面的不适应问题。对青少年糖尿病患者，每个家庭成员多安慰、多鼓励、适时疏导，使患者确信糖尿病是可控制的，糖尿病并发症是可防可治的，以消除青少年患者的负性情绪，减轻心理压力。糖尿病是终身疾病，对于患者本人来说是一件痛苦的事情，许多跨地区的研究和一些纵向的调查表明，家庭矛盾与 1 型糖尿病患者治疗坚持性差、血糖控制不佳有关。另一项研究表明，青少年与父母的矛盾，与治疗坚持性差，糖尿病控制不当，糖尿病心理调节性差特异相关。因此，可以这样设想，增加家庭成员的沟通和解决矛盾可改善糖尿病的适应性、治疗的坚持性和病情的控制。家庭每位成员都有义务和责任对青少年糖尿病进行耐心、细致的关怀和体贴。随着青少年糖尿病患者年龄的增长，家长必须逐渐教会他们正确认识糖尿病及其治疗和管理。

## 二、青少年糖尿病有关社会伦理问题

在 2009 年中国医师协会主办的"糖尿病与脆弱人群——血糖异常数据分析学术报告会"上，相关机构的一份调研数据显示：北京青少年糖尿病患者已占全部糖尿病患者数的 5%，并且每年以近 10% 的幅度上升，青少年中糖尿病的发病率越来越高。糖尿病发病的年轻化，不仅给家庭和社会造成沉重的负担，而且可能会在他们的青壮年时期出现眼、肾、心脏等并发症，在最能为国家作贡献、在最黄金的年龄时段过早丧失劳动能力，甚至死亡，这是非常严峻的问题。虽然患糖尿病的青少年每年都在增加，但很少有人把糖尿病和儿童联系起来，人们对儿童和青少年糖尿病的关注远不及成年人糖尿病患者，有家长在孩子确诊患了糖尿病时甚至惊呼"我孩子怎么可能得了老年病！"糖尿病不再是成年人的专利，这已经是不容回避的事实。

伦理学尊重（respect）的原则包括患者的自主（autonomy）权、知情同（informed consent）权、保密（confidentiality）权和隐私（privacy）权。社会对糖尿病儿童和青少年的最大关怀莫过于平等对待这些患病的儿童和青少年。让这些患儿感到自己和正常人没有什么两样。青春期由于人体激素水平各种改变常常使血糖产生较大幅度的变化，平时的胰岛素治疗方案可能很难使血糖保持稳定。为了适应这种改变，常常需要频繁的血糖监测和不断调整胰岛素治疗方案，以帮助顺利度过青春期。上学的孩子应该学会自我胰岛素注射，对于只需早、晚两次胰岛素注射的孩子，上学期间可以不用注射胰岛素，这是一种比较理想的方案。如果中午也要注射胰岛素，那么在校期间孩子要自我注射。当这些青少年在公共场合为自己注射胰岛素和测血糖时，此时孩子需要足够的勇气和信心，但更多的是学校、老师和同学的理解和帮助。对待他们的眼光不是歧视，而更多的是关心和帮助，那么这就是社会对糖尿病青少年最大的支持。另外，举办糖尿病儿童夏令营是一种很有意义的社会公益行动，常能使患儿受益匪浅。在夏令营中，一方面能使糖尿病的儿童和青少年掌握对付疾病的必备知识和本领；另一方面又能很好地帮助他们克服自卑，带他们融入集体和社会。所以有条件的地方，都应为患儿创造举办糖尿病儿童夏令营的机会，有志于糖尿病防治事业的社会一切力量，都应该积极支持和赞助这项工作。

青少年糖尿病患者常问我们一个问题，他们对自己的病情，应该保密还是可以告诉别人，如果告诉了，他们在学校生活中可能帮助我们，但他们是不是觉得太可笑了，特别是大学生，是否会影响就业。目前我国糖尿病发患者数为 9200 万，其中青少年患者达到 250 万人左右。

上学是人生重要的组成部分之一，患糖尿病的儿童和青少年应该鼓励他们正常上学，因为只有这样才能使他们不与同龄人产生距离，只有这样才能使糖尿病青少年感到糖尿病并不是什么了不起的疾病，使他们建立正常生活的信心。家长千万不要随随便便叫孩子休学，这样给孩子带来的不仅仅是学业的损失，同时更会给孩子带来心灵的创伤。所以我们呼吁让每一个患糖尿病的孩子都正常上学读书，只是这些孩子需要比别的孩子更多一些的关怀和看护。

## 第四节　妊娠糖尿病健康教育的相关伦理学研究

妊娠期间发现或发生糖尿病耐量异常而引起不同程度的高血糖，血糖异常达到诊断标准时称妊娠糖尿病（gestational diabetes mellitus，GDM）。GDM 是一种常发生于妊娠中晚期的高危妊娠，如病情未及时控制，容易出现多种并发症，血糖控制不佳则容易出现糖尿病酮症酸中毒或糖尿病高渗性昏迷，导致胎儿窘迫，甚至胎死宫内。另外，由于孕妇所处的年龄特点及患者常无典型临床症状导致患者及家属忽视糖尿病的发生。GDM 孕妇常缺乏有关糖尿病的相关知识，一旦确诊为 GDM，孕妇迫切需要了解疾病的病因、治疗及对母婴影响方面的知识，特别是 GDM 可能对胎儿造成的伤害。因此，有必要对 GDM 孕妇进行这方面的教育，减轻 GDM 孕妇的紧张心理，使她们更积极主动地配合治疗。如何最大限度地降低妊娠糖尿病中孕产妇及围产儿病死率，保证母婴安全，减少医疗纠纷，其中的医学伦理学问题值得思考。

### 一、妊娠糖尿病健康教育过程中伦理学问题产生的原因

#### （一）时代的要求

近年来，随着人们生活水平的提高，GDM 发生率逐年增加。此病一般发生于妊娠中晚期，若未能及早发现并予以控制，对母婴影响严重。妊娠糖尿病造成流产、早产、胎儿畸形、巨大儿、妊娠高血压综合征、感染

等发生率高。随着医疗卫生知识的普及和自我保健意识的提高，孕妇及其家属对分娩过程有了更高的要求即母婴均安全。因此开展糖筛是十分重要的，加强孕妇自我监控、自我管理能力，对其早期发现、早期治疗，及时进行健康教育，才可有效减少妊娠并发症的发生率。

### （二）来自孕妇及其家属的压力

GDM 孕妇得知病情后，心理受到不同程度的打击，多数表现出焦虑、紧张或抑郁，发生率约为 25.6%，害怕糖尿病可能遗传给下一代，受到歧视，同时由于焦虑、紧张或抑郁，患者交感神经功能亢进，会产生引起血糖升高的激素以及孕妇的焦虑、抑郁情绪状态可影响 GDM 患者的血糖控制。

### （三）医方因素

GDM 妊娠过程的可变因素多，病情复杂，如若能正常分娩，皆大欢喜，孕妇及家属认为理应如此，如发生母婴并发症，孕妇及家属不理解，往往怨声载道，后悔莫及，还有可能引发医疗纠纷。我国 GDM 健康教育工作起步较晚。健康教育内容较简单，教育时机把握不准，缺乏个性化的教育。

## 二、妊娠糖尿病健康教育过程中的伦理道德

### （一）GDM 孕妇的妊娠符合基因平等的伦理学原则

尽管糖尿病有遗传因素，但并不是每个带有糖尿病遗传基因的人都会患糖尿病。糖尿病的遗传性称为遗传倾向，而不是遗传病。GDM 孕妇的妊娠符合基因平等的伦理学原则。

### （二）尊重 GDM 孕妇的隐私权、知情及同意权

GDM 患者诊断明确后有不同程度的紧张和焦虑，思想负担很重，很多 GDM 患者都不愿让他人知道病情。作为医务人员，在与患者交流时应单独访谈，对患者提供的信息和身份要绝对保密，不得有意或无意地将其向外透露、散布或传播，不得冷嘲热讽、调侃戏谑，不得将患者的隐私当作笑料来谈，将患者从社会道德和舆论的桎梏中解脱出来，减轻其思想压力，使患者的工作、生活、家庭、荣誉等均不受到影响，亦有利于疾病康复。医务人员应耐心向患者解释妊娠糖尿病对孕妇和胎儿的影响，教

会患者如何进行心理和情绪的自我调节，告知患者及家属要定期复查，良好的血糖控制可预防母婴合并症的发生，同时告知家属家庭和社会的支持对孕妇的影响，使患者消除紧张感，积极配合治疗与护理，顺利渡过孕产期。

GDM 健康教育的实施一般以医务人员根据患者对该病的知识水平和认识能力，采取一对一讲解的教育方式，体现教育的个性化，并辅以健康教育手册、科普读物等。健康教育的内容包括糖尿病的病因、心理治疗、饮食控制、食品交换法、运动治疗及孕期自我监测等。将糖耐量异常的孕妇转到高危产科门诊，定期复查，实施干预措施：①将 GDM 的病因、临床表现、治疗、护理方法及预防保健措施编写成书面材料发给患者。②教给患者检查血糖和尿糖的方法，对有条件自备血糖仪的患者，告知她们如何消毒、采血、判断血糖是否异常等知识。③告知应用胰岛素者注射部位、注射剂量、注射时间等，要求她们严格遵守医嘱、剂量要准确，使空腹血糖≤5.6mmol/L。由于内容较多，医务人员应根据患者的理解能力和知晓程度分多次讲解，以实用为主。医务人员还应在每次讲解后要求患者复述所学内容，以加强其记忆与理解。同时对出院患者随访，定期进行饮食控制的交流沟通，不断纠正患者的不良行为。尊重孕妇知情即同意权：在妊娠过程中做好宣传教育工作，使其保持良好的生活习惯，直至妊娠结束；要用严谨的态度对待，并让产妇和家属知情取得他们的支持、配合。

### （三）加强医务人员职业道德教育

在实施健康教育过程中，健康教育者必须用心倾听患者的诉说，根据患者的实际情况制订满足患者需求的健康教育计划，在实施计划的过程中充分尊重患者的意见适时修改计划，从而充分调动患者的主观能动性。以患者为中心，工作不计较报酬、不分昼夜、节假日始终认真仔细、严谨周密、一丝不苟、举止文雅，加强与患者沟通交流，做好心理治疗。医务工作者应时常进行换位思考，定时评估者感受到共情的程度，必要时验证是否做到共情。在共情过程中应避免用自己的参照框架进入患者的参照框架，在表达共情时要因人而异，善于使用躯体语言，善于把握角色，还应考虑患者的特点和文化背景。鼓励患者与其家属充分表达其感受，针对患者及其家属的具体情况，实施个性化健康教育。对 GDM 孕妇进行孕前咨询和孕期管理，向孕妇及其家属介绍妊娠合并糖尿病的有关知识，讲解降糖治疗的必要性和孕期血糖控制稳定的重要性，取得患者及其家属的积极配合。妊娠糖尿病为产检时首次发现，患者缺乏心理准备，往往会出现焦虑、紧张、害怕、不安心理。有的患者过度恐惧引起体内应激激素分泌增加而导致高血糖状态加重；有的害怕血糖升高造成胎儿损害，过度控制饮食而影响胎儿的发育；还有的因无特殊不适症状，唯恐胎儿营养不良而过量进食。因此给予患者针对性的指导，提高孕期自我管理的意识和能力，减轻患者的心理负担，对患者血糖控制起着积极的作用。应加强对医务人员健康教育的培训，提高专业理论水平，增强服务意识，促进良好的医患沟通，提高护理质量。采取不同的教育方式，如开设 GDM 准爸爸、准妈妈课堂集体授课结合讨论，配合专家和热线电话咨询服务及发放健康教育宣传小册，既体现了内容的理论性和实用性，也体现了时效性。GDM 孕妇对相关知识缺乏，通过对孕妇实施系统性的健康教育，产科医生、营养师、内分泌专科医生团队作门诊，每周进行 1 次妊娠糖尿病健康教育讲座，进行有针对性的健康指导，使患者了解妊娠糖尿病相关健康教育知识，认识疾病控制的重要性。可有效地提高孕妇对 GDM 知识的了解程度和控制 GDM 的技能，改善孕妇负性心理反应，建立健康行为，使 GDM 孕妇病情能得到及时的控制，从而降低了不良妊娠结局的发生率。最后，我们要为医务工作者创造一个良好的工作氛围：通过寻求社会、家庭和管理者对其工作的承认和理解等措施来缓解医务工作者的压力。做好 GDM 孕期健康促进干预工作做好这项工作是一项长期的、艰巨的任务，需要投入一定的人力、物力，还涉及多个相关科室，要做好这项工作，首先要建立孕期健康促进干预服务制度，明确各相关科室职责，专人负责管理，保证健康教育服务工作的有序进行，提高母婴健康水平。

随着社会的不断进步和医学技术的不断提高，妊娠糖尿病健康教育不可避免地会产生越来越多的伦理问题，而 GDM 又是一个比较特殊的患者，医务人员必须系统地掌握 GDM 疾病的特点，具有丰富的专业知识、心理学知识、伦理学知识及熟练的操作技能，才可能有应急能力，能够准确处理棘手问题。因此医护人员必须提高自身的道德修养和素质，学习法律和伦理学知识，才能在保护自己的同时，更好地维护患者的利益。

## 第五节　开展网络糖尿病健康教育的 伦理学问题思考

目前，中国已确诊的糖尿病患者达 9420 万，并以每年 100 万的速度递增，而全球糖尿病患者数已达 2.5 亿。我国糖尿病患者人口众多，除此之外，还有许多易发生糖尿病的高危人群，针对如此大的人群，仅凭糖尿病治疗和健康教育小组来达到防病治病的目的是远远不够的，因此，必须建立与运作庞大的糖尿病教育网络，将更好地做到资源共享，大大提高医务人员的糖尿病专业知识水平，从而规范对糖尿病患者的健康教育，提高糖尿病患者的自我保健意识，建立良好的遵医行为，减少和延缓并发症的发生，提高患者的生活质量。

### 一、开展网络糖尿病健康教育符合伦理学要求

#### （一）开展网络糖尿病健康教育对患者有利

生命伦理学有利原则就是把有利于患者健康放在第一位，并且是为患者生存与健康谋利益的伦理原则。网络糖尿病健康教育增多服务对象。在传统的糖尿病健康教育工作中，一个糖尿病健康教员只能在一堂课中教几十名患者；许多医院由于这类教员的匮乏，尚不能保证糖尿病健康教育课的正常开设。在传统的门诊糖尿病健康教育工作中，一个咨询员一次只能接待一个来访患者，由于人力资源和时间方面的原因，要想满足全体患者日益增长的糖尿病健康教育方面的需求，几乎不太可能。网络糖尿病健康教育为解决这一问题带来了福音：网络能将许多优秀的糖尿病健康教育资源连接起来，真正实现了资源共享。同时网络的快捷复制方式可使一位咨询员能"同时"接待多位来访者。网上的团体咨询或辅导，能使服务对象大大增多。美国弗吉尼亚大学医学中心研究人员近期提出：基于互联网的血糖监测项目可以帮助 1 型糖尿病患者更好地管理疾病。研究者召集 25 位 1 型糖尿病中年患者参加项目，每位患者平均耗时 11 周参加该项目，平均每人登录网络平台 30 次，参加每节网络教育课程时间约 30min。患者越是经常登录网络学习，他们在糖尿病疾病管理和疾病知识方面改善越

明显。通过参加该项目，患者可以更好地管理疾病，在出现异常情况时做出明智的选择。例如，患者在出现低血糖时会立即进食速效碳水化合物提高血糖，同时避免驾驶车辆出现意外。最后，研究者着重指出，患者评价网络平台操作简便，使用起来轻松愉快。糖尿病患者除在医院接受疾病知识的教育和治疗外，更多的时间是在自己的天地中、在社会上生活。因此，糖尿病教育网络应包括三个方面，即医院中的教育、社区教育和整个社会大环境的糖尿病教育。应该构筑无缝隙护理模式，即连续性的护理服务。糖尿病教育和治疗不仅需要医患双方在医院的密切配合，离开医院生活在社区、家庭的这段时间不容忽视，医院应该加强与社区医疗机构的合作，帮助建立家庭病床，通过电话指导、家庭访问等各种形式，将疾病知识、医疗手段和药物送到每一位糖尿病患者手中。随着信息高速公路的飞跃发展，期望糖尿病教育能够通过远程教育得以实施，让许多糖尿病患者足不出户就可以在家中接受糖尿病教育，开展网络糖尿病健康教育拓展了教育时空，在传统的糖尿病健康教育模式中，患者有关糖尿病健康知识和技能的获得，主要依靠糖尿病健康教育课程和心理咨询门诊。由于是在固定的时空中主要以书籍活动为载体，以口头讲述为方式来进行糖尿病健康教育，故不仅信息传播的范围极为有限，速度比较缓慢，且患者也不可能根据自己的需要选择学习内容。网络糖尿病健康教育突破了传统心理健康教育的时空限制：只要信息交流双方与互联网络想连通的，就可以实现及时的对话，且不需要考虑地理位置。这种灵活、快捷的糖尿病健康教育方式，不仅使那些由于种种原因未能开展糖尿病健康教育工作的地区的患者也能及时接受教育，且使他们能接受自己所需要的教育，解决自己所需要解决的问题。随着医学的不断进步，在糖尿病病因、发病机制及治疗等方面产生了大量的科技成果，为糖尿病研究及临床实践提供了丰富的参考资源。通过互联网，人们不仅可以查找有关信息，还可以直接从权威机构网站及电子出版物更有效地获取信息资源。

## （二）开展糖尿病网络健康教育符合卫生经济伦理学要求

加强糖尿病防治工作，重视该病的卫生经济伦理学研究。应该建立适合我国国情的糖尿病健康教育模式，建立国家糖尿病自我管理教育项目标准。标准包括教育组织的设立和运作、教育需要的评估，项目的管理、成员的设置、课程的设置、患者入选方式、项目评价等。而且对健康教育需要进行个体化评估，根据患者不同需要制订相应教育计划，给予综合性个体指导、认真随访和及时评价教育效果。教育目标不但要与实际情况相适应，而且要使患者可接受，以避免不必要的疏漏和错误发生，同时利于对其系统进行评估和采取适当的调整。采用生动的如互联网教育方式实施教育，对操作性较强的技能和方法可让患者通过自身体验和实践来完成，当然患者从初学到达到所学目标，必须克服种种困难，教员需要不断鼓励，并注意评价教育的效果。医院的教学模式对患者来说仅仅能记住讲课的10％，故不能完全适用于患者的教育。借助网络进行糖尿病患者疾病教育、疾病自我管理，可降低教育成本。在传统糖尿病健康教育工作中，无论是专门课程的开设，还是辅导活动的开展；无论是患者的个别心理咨询，还是糖尿病健康教育教员的专业培训，都需要投入较多的师资和经费，即需要一定的运作成本。在网络糖尿病健康教育中，这种个人接受糖尿病健康教育的成本和医院运作糖尿病健康教育的成本都得到了降低。比如，电子邮件在物理时空中难以想象的速度进行发送和接受，省去了许多麻烦，堪称既经济又便利。此外，糖尿病健康教员在网上的学习和培训，其教育经济价值也是难以估计的。同时，开放的网络平台可以使更大范围糖尿病患者群接受疾病教育，从中受益。了解糖尿病教育模式应将患者在教育中置于主动地位，使设计的课程形象生动，更具吸引力。我国是发展中国家，整体经济实力还不强，用于医疗卫生的经费有限。通过互联网、开通俱乐部博客等推广糖尿病防治知识，让病友以及社会人士随时留言提问，专科医生在线答疑。加强了医护人员的自身培训，业务能力明显提高；患者治疗的主动性和依从性明显增加；密切了医患关系，增强了患者的治疗信心；糖尿病教育的覆盖面更广。利用现代化信息技术，设立糖尿病治疗网，对糖尿病患者进行管理、宣传教育，并提供互动式医疗服务和健康心理咨询，是一条可探索的全新的医疗服务模式。Shea 和 Malasanos 报道，通过互联网对糖尿病患者进行健康教育，提供治疗方案，患者血糖、血脂和血压均改善，医疗费用降低。Wilbright 则报道通过互联网对糖尿病足患者进行健康教育和治疗，疗效更好。另有报道，远程医疗与直接面对患者进行比较，具有良好的可行性，患者的满意度提高，更容易获得糖尿病的知识，但糖尿病代谢紊乱控制两组相同。通过互联网，促进医、护、患之间的沟通与交流。如开通甜蜜俱乐部的博客，博客内有医生护士和病友写的糖尿病科普知识及治疗心得，有临床实践中的病例及图片；建立俱乐部的专用 E-mail，让病友以及社会人事随时提出问题，医生作答。

### （三）开展网络糖尿病健康教育符合伦理学尊重的原则

伦理学尊重（respect）的原则包括患者的自主（autonomy）权、知情同意（informed consent）权、保密（confidentiality）权和隐私（privacy）权。医护人员有更多的机会接触患者的隐私。隐私包括两方面：一是患者的身体，二是有关患者的机密的信息。保护隐私也有两方面。其一，医生检查患者身体必须得到患者的同意，如果女患者不允许男医生检查身体，应该更换女医生检查；同时检查患者身体不允许除检查必需的医务人员以外的他人在场旁观。医生对他所知道的患者身体的情况应该保密。其二，糖尿病患者有些机密信息，往往与就业前途有关。在涉及这样一些个人隐私问题上，在目前糖尿病患者法律保障机制不健全的情况下，医生也应该为患者保密。目前有些人利用糖尿病患者有要求保密和急切治愈的心理，开展一些所谓的专治糖尿病的诊所和门诊，以牟取高额利润。不尊重隐私，泄漏患者身体或信息的秘密会伤害糖尿病患者及其家庭，也会损害医患关系。在网络上医务人员可以直接面对患者答疑，促进心灵开放。在传统糖尿病健康教育模式下，由于社会对糖尿病健康问题的传统偏见，以及青少年心理发展特有的闭锁性，使相当一部分患者无论在糖尿病健康教育课堂上，还是在糖尿病健康咨询门诊中，都不愿或不敢暴露自己，所谓"犹抱琵琶半遮面"；有的患者甚至对于自己的健康问题采取"鸵鸟政策"，讳疾忌医，不敢去咨询机构寻求帮助。在网络糖尿病健康教育工作中，由于患者坐在电脑屏幕前，与他人距离较远，因而有一种安全感，愿意进行更多的自我袒露。网络的匿名性可以使患者不必担心自己的健康问题暴露在众目睽睽之下，因而可以直接而真实地表述自己，说出自己想说的话，减少传统心理咨询中阻抗的发生，从而更有利于心理咨询和治疗的顺利进行。进行通过互联网对糖尿病患者进行健康教育可以在某种程度让糖尿病患者保密权和隐私权得到保证。

### （四）开展网络糖尿病健康教育提高了糖尿病教育质量符合对患者有利原则

糖尿病健康教育作为一种自我教育活动，必须积极调动患者自身的教育资源。保守的教育观念总是把患者看成是教育的对象，健康教育则认为患者是教育的主体。从这个意义上来说，网络糖尿病健康教育在突出学生的主体性方面是传统糖尿健康教育难望其项背的：在没有医务人员在场的情况下，患者既能以求助者的身份出现，根据自己的需要自由地选择学习内容、学习进度和服务项目；又能以助人者身份出现，通过 BBS、电子邮件、线上交谈、网络新闻组等方式，实现医患之间、患患之间的互动。这种网上的心对心的交流所构成的互动，可以增进患者自信、自尊的体验，从而达到自助的目标。这种"他助—互助—自助"的机制，不仅有助于提高糖尿健康教育的质量，也在一定程度上弥补了传统糖尿健康教育的不足之处，符合伦理学对患者有利原则。

## 二、克服开展网络糖尿病健康教育中的不良弊端

### （一）网络糖尿病健康教育可能屏蔽信息，影响糖尿病患者身心健康

任何事物都是一分为二的。网络是一把双刃剑。近年来，糖尿病患者年轻化趋势愈演愈烈，糖尿病的心、脑、肾并发症严重威胁着人类的健康。上网享受、快捷友好的界面操作、引人入迷的刺激情景，对于青少年糖尿病患者来说，常成为一种不可抵抗的诱惑，使其长时间地被吸引在网络上，以致产生迷恋和依赖心理而不能自拔。网络糖尿病健康教育这一新生事物是随着现代网络社会的出现而产生的，它在充分显示自身对传统糖尿病健康教育优势的同时，也暴露了其某些不足之处。首先是耗时多。在网络糖尿病健康教育工作中，网络交互的速度取决于双方录入的速度，这远比双方面对面的言语交流要花费更长的时间。这可导致饮食结构不合理、锻炼时间减少，可能加重糖尿病。其次，屏蔽信息。在传统糖尿病健康教育中，咨询者（或辅导者）和来访者（或受辅者）双方的信息交流除了言语通道外，还有非言语通道。非言语信息包括面部表情和体态表情（身体姿势、动作变化等）。咨询者（辅导者）对来访者（受辅者）的热情、尊重、关心、理解、真诚，以及咨询者（受辅者）表现出来的咨询动机、合作态度、期望程度、知觉水平、行为方式等，往往都通过非言语信息表达出来。这些非言语信息或伴随着言语行为出现、补充、修正言语内容；或独立地出现，传达了"言未能尽或"或"此时无声胜有声"的信息。在目前网络糖尿病健康教育中，上述非言语信息还不能为咨询双方所

感知，而主要言语（图）来达到咨访双方的沟通，从而建立起双方的联系。换言之，大量对糖尿病健康教育有价值的非言语信息都被屏蔽了。就言语信息而言，在传统糖尿病健康教育工作中，通常是使用口头语言（有时也使用文本语言）进行会谈。会谈作为"发生在两个个体之间的对话式交流"，包括倾听和影响两个方面。倾听包括充分运用开放式提问、恰当运用封闭式问题、善于运用鼓励和重复语句、准确运用说明、有效运用情感反映等技术；然而无论是倾听还是影响，都要借助语音、语调、语气技巧，来传达"弦外之音"和"言外之意"。在网络糖尿病健康教育中，通常使用文本语言（当然，有时也使用口头语言）进行会谈，网络文本语言较之口头语言更注重语词、逻辑、修辞、文采等，表现出一种抽象化和理性化倾向。概言之，在网上，糖尿病健康教育中，大量对话糖尿病健康咨询（辅导）有价值的言语信息也被屏蔽了。再次是安全隐患。由于目前技术上的局限和管理方面的漏洞，使得互联网上侵害行为层出不穷，而电子邮件的泄密问题，收发对不上号的乱码问题也屡见不鲜。上述安全问题对网络糖尿病健康教育造成了毋庸讳言的负面影响，因而有待进一步解决。

**（二）网络糖尿病健康教育要提防网络可能成为不法糖尿病广告利用的工具**

网络糖尿病医疗广告有沟通信息、引导患者就医的作用，但部分糖尿病医疗广告已经演变成为不法网络机构以糖尿病教育为名欺骗患者的工具。完善广告道德，改变当前糖尿病医疗广告"假、大、空"的负面影响，我们在网络及媒体糖尿病进行糖尿病健康教育的同时，要提防网络及媒体可能成为不法糖尿病广告利用的工具。

我们在糖尿病教育中，应该鼓励患者与虚假广告做斗争，如设立举报奖励制，以刺激公众行使自己的监督权，并逐步将它内化为一种道德责任。

调查表明，糖尿病患者喜欢的教育途径依次是社区讲座、电视、发放资料（包括报纸杂志）、广播和网络。如何扬长避短、趋利避害是值得网络糖尿病健康教育工作者深入探讨的问题。中国糖尿病教育项目已建成的省级糖尿病教育中心的技术力量，在各地区发展多所基层医院，成为分别面向农村和城镇基层医务人员的糖尿病培训中心，进行量身打造的基层糖尿病教员培训和糖尿病管理知识普及培训，通过大批基层糖尿病教员后续工作的以点概面的效应，以及广大一线医务人员糖尿病管理基本技能的提高，全面改善农村及城镇基层糖尿病诊治、管理和教育水平；同时建立起省级中心之间，上下级中心之间的横向、纵向糖尿病管理网络，为糖尿病患者提供全方位的有效管理。因此，有条件的医院应考虑建立网络糖尿病健康教育网站；在网络糖尿病健康教育工作中，应重视网上糖尿病健康教育教育课、在线辅导与咨询、在线交流与讨论以及糖尿病健康知识的宣传与普及等多种形式的整体配合。应重视应用网络组织开展糖尿病健康教育的师资培训与辅导工作；提高糖尿病健康教员素质。糖尿病健康教育需要上网者有一定的文化和技术；既能通晓电脑操作的基本程序和又能理解网络教育的内容和知识。对从事糖尿病网络健康教育的教员来说，帮助从事他们提高网络文化科学知识和操作能力，也是当务之急的工作。另外，糖尿病教员要加强引导。我们一方面要对患者加强上网本身的健康教育，端正其上网动机，增强其自我心理保健意识，避免"网络成瘾"现象出现。另一方面，要加强网络心理卫生管理，及时清除网上垃圾，以避免其对青少年心灵的污染。

## 第六节　糖尿病健康教育中
## 药物临床试验与伦理研究

在糖尿病健康教育过程中，人们认为糖尿病治疗包括五驾马车，糖尿病药物治疗是五驾马车中的重要环节，随着糖尿病新药的研制日新月异，我们在糖尿病健康教育过程中肯定面临着糖尿病新药的临床试验问题。如药物临床试验（clinical trial）是指任何在人体（患者或健康志愿者）进行药物的系统性研究，以证实或揭示试验药物的作用、不良反应及/或试验药物的吸收、分布、代谢和排泄，目的是确定试验药物的疗效与安全性。该步骤是新药投入实际临床应用之前一个至关重要的中心环节，而当前国内外对于糖尿病健康教育中药物临床试验与伦理研究并不多见。

## 一、药物临床试验与医学伦理学之间存在的矛盾

### (一) 糖尿病药物临床试验中处理矛盾的必要性

在目前药物临床试验实际操作过程中，会出现诸多与医学伦理学精神相冲突的之处，如何权衡矛盾，如何在获得最佳试验数据的同时保证受试者的安全，成为当今医学工作者面临的问题。事实上任何科学研究和应用都有其两面性，从药物临床试验、干细胞移植技术到生物克隆技术，无一例外，我们不能因为科学研究存在的问题而否定它的价值。在一种新糖尿病药物的人体试验中，冒险是必不可少的。有些医学伦理学家如 Dr Owen Wade 就认为："不管药物试验的结果对科学与他人的贡献有多大，只要存在着一点伤害试验者的风险，试验就应该被终止，因为试验者的福利安全是第一位的。"Dr Owen Wade 实际上仍抱守康德原则，以为人是目的，反对因为他人的利益而伤害受试者的利益。他认为应取消人体药物试验，因为任何一种药物试验，都是将一种不知道的药物注入人体，结果会怎样，谁也无法完全知晓和控制，即便是两种已知的药物，如果同时注入人体，可能也会产生意想不到的后果。所以任何一种人体药物试验，作为一项科学探索，都是一种猜想和假设，都存在着一定的风险。如果为了康德原则而拒绝冒险，医学便不可能获得进步。医学进步的代价是对试验者的可能伤害。然而为了全体人类的利益，正如爱尔兰学者 Joseph Mahon 所说："在试验者的安全得到有效保障及试验者获得了足够的补偿的同时，我们人类也需要有关（药物的效果等方面）的知识。如果补偿的数量足够，即便是有风险，我也认为是公平的。"但是，人体生物医学研究之国际准则认为对研究对象之损失所提供的补偿或免费的医疗服务范围不可太大，以免诱使研究对象在有违其更好的判断下，同意参与研究。所有的补偿及提供的医疗服务等事项，应经伦理审查委员会核准。

### (二) 药物临床试验与医学伦理学之间的矛盾是辩证的统一

糖尿病药物临床试验与医学伦理学之间的矛盾，既有对立，又有统一；毋庸置疑，在科学技术飞速发展的今天，通过科学研究的手段，促进人类健康、提高人类生存质量是摆在医学工作者面前的第一要务，但是在进行临床试验时，把伦理问题置之脑后，受试者安全超过一定限度，也是医学研究决不允许的。当今科学研究绝非是在牺牲个别利益的基础上实现

人类广泛的利益；反之，若畏惧与伦理发生任何矛盾，使医学研究停滞不前，这也是不可取的。目前的药物临床试验，确实存在有威胁到受试者安全的可能性，如安慰剂问题、知情同意与"双盲"对照的问题，但只要建立严格临床试验审核制度，制定严格的患者排除、纳入标准，控制试验的时限，把危险因素控制在最小范围之内，是可以最大程度地确保受试者安全的。药品具有积极的外部性，且消费具有非排他性，所以，药物是公共产品，是社会公益的载体；由此推出，在糖尿病药品的临床试验伦理的排序中，公共利益至上。

## 二、糖尿病基因工程药物临床试验引起的社会伦理问题

自 1982 年第一个基因工程药物"人胰岛素"上市以来，基因工程药物在目的基因制备、载体的构建、基因转移技术、宿主表达系统和生物反应发生器等方面取得了令人瞩目的成就。特别是近年来用高等生物作为表达宿主和用动植物作为生物反应器，从而为大规模、低成本、高质量、低消耗的生产基因工程药物打下了坚实的基础。

基因工程引发的社会伦理问题主要包括：①资金、资源和人力的巨大消耗甚至浪费。目前，全球生物技术制药业已表现出过热趋势。研究表明，人们对基因工程药物的需求虽然迫切但用量却极少。为此，社会伦理学家认为，如此巨大的投资如用于疾病的常规防治上，其社会效益会更大。②基因工程药物的价格虽已大幅度下降，但仍非一般公众所能长期承受，这种医疗资源和资金不公平的分配，将加重社会的不平等现象并增加其不稳定因素。③一般公众对基因工程药物知之甚少，在使用时基本上处于被动，这明显违背了医学伦理学上的"知情同意"原则。④接受基因工程药物者首先要将自己的"遗传隐私"公布于医生，人们担心由此而导致的个人信息公开化将会对自己在求职、婚姻、保险甚至人际交往方面产生不利的影响。

## 三、糖尿病药物临床试验中处理矛盾的对策及注意事项

### （一）糖尿病药物临床试验中受试者的知情同意权

糖尿病药物临床试验中受试者风险分析受试者参加临床试验所承受的风险与受试者或社会的预期受益相比，必须是合理的。伦理审查应区别试

验造成的风险和治疗造成的风险，只有试验风险才在伦理审查的考虑范围之内。如研究胰岛素类似物治疗糖尿病，治疗引起的低血糖，属于治疗风险，不属于伦理考虑的范围；但对胰岛素类似物后可能诱发肿瘤风险则是伦理审查需要考虑的。

在药物临床试验过程中，受试者的权益、安全和健康必须高于对科学性和社会利益的考虑。为确保临床试验中受试者的权益，须成立独立的伦理委员会，伦理委员会的组成和工作不应受任何参与试验者的影响。对于伦理审查中可能存在的利益冲突，采取公开、限制、审查、伦理道德培训等措施，保证伦理委员会的纯洁性和公正性。知情同意的伦理审查一般要考虑以下要点。

① 知情同意信息充分伦理审查知情同意最重要的是评价是否提供给受试者充分的信息。如试验目的与程序，预期的受益、风险与不便，可替代的治疗措施，报酬与补偿，个人资料有限保密的原则。

② 知情同意语言表达。向受试者提供的信息必须以适合个体理解水平的语言来表达。保证知情同意书能让所有受试者理解。医学技术专业术语应以大众能理解的方式表达"知情同意书"应当准确、得当。用试验获取数据，科学、客观地评价试验药物的真实疗效、安全范围和注意事项等。

③ 知情同意过程。知情同意不仅仅是一个必须签署的文件，而且贯穿于研究的整个过程。包括同家属或其他人商量的时间，并在这个过程中表现出对他们的尊严和自主权的尊重。

④ 知情同意的文件。知情同意的文件包括提供给受试者所有信息的资料和知情同意书。伦理委员会应审查所有文件的内容和措辞。给予每个人足够的时间考虑以做出决定，包括"知情同意书"的书写内容。按国际通行做法，受试者签署 1 式 2 份的知情同意书后，将得到其中的 1 份，研究者留 1 份。

应在责任与利益正当分配下，应该挑选糖尿病患者作为研究对象，特殊受试人群参加临床试验的伦理审查特殊受试人群包括儿童糖尿病，因为智力或行为障碍参加临床试验，他们入组研究的伦理合理性，通常要求是为获得该弱势群体特有的或独特的疾病以及其他健康问题的改良的诊断、预防或治疗的知识。对于他们参加试验的知情同意要求更加严格，并且还需得到监护人/直系亲属的认同。

### （二）糖尿病临床药理试验利益冲突的伦理审查

利益冲突是指个人的利益与其职责之间的冲突，即存在可能过分影响个人履行其职责的经济或其他的利益。研究者客观性的经济利益如拥有申办者公司或与其产品竞争的公司资产所有权（包括股份）、研究基金、合同临床试验经费、顾问费、专家咨询费、酬金、交通膳食补助招待费等。伦理审查应明确这种资助有充分的理由，不会使研究产生偏差。

若要确保基因工程药物的安全性，仅仅依靠伦理道德上的约束是不够的。因此，必须建立一系列科学、严格既有利于研究与发展，又能保证安全的法律法规。对那些只要商业利益而不顾公众安全的研制者应予以重罚和严惩，即使是专家学者也不应例外。应对受试者所用药物剂量、用法、用药时间、已知不良反应以及禁忌事项给予适当指导，要求患者在用药过程中给予配合，如不能擅自调节静脉输液的滴速等，告知哪些属正常反应，哪些属异常情况，并如何减轻或预防，如药物引起的胃肠反应是不良反应，通过讲解使受试者及家属理解、配合，以提高药物疗效。

新药临床试验单位要按国家有关药品临床研究基地管理指导原则的要求设立由医药学专业人员、药政管理部门、患者及监护人及法学、社会学、伦理学等人文社会科学专业人员组成的伦理督导委员会，以监督和检查临床试验方案及其实施过程是否符合医学伦理学要求。

### （三）普及公众的安全性及生命伦理学意识

如公众缺乏安全性及伦理学方面的意识，糖尿病治疗中基因工程药物的安全性和伦理学问题将会因失去社会压力而更加膨胀。近日，欧洲糖尿病研究学会（EASD）的官方期刊《糖尿病学》（*Diabetologia*）刊登了4项回顾性队列研究，初步探讨了胰岛素应用与肿瘤风险之间的关系。其中3项研究的结果提示甘精胰岛素的应用可能与糖尿病患者的肿瘤风险增加相关，从而引发了医学界和公众对于基因工程胰岛素安全性的关注。为此，我们应更广泛、深入地让公众了解有关基因工程药物及其安全性和伦理问题方面的相关情况，从而使其增强自我保护意识和鉴别能力。同时，还应使公众认识到，基因工程药物存在安全性及生命伦理学问题已是全球性的客观事实，但是，其研究与开发利用也绝不会因此而停滞。人所共知，任何一项科学研究及其开发在带给人类益处的同时，都不会是绝对安全和完全符合伦理道德的。人们只能在各种矛盾之间寻求一种符合公众利益的动态平衡，若只是简单地肯定或否定，那将是不客观和非理性的。应该教育药物的最终受试者——尤其文化水平低患者在观念上也必须改变：不是最新和免费的药物就是最好的药物，适合的药物才是最好的药物；受试者不要总是将自己在用药中置于被动的地位，患者有了解药物、了解为什么要用这个药物的权利，即使是面对最为权威的医生，患者也不能放弃知情同意权；患者还应该正确认识和理解药物的双重性和局限性。民事产品责任侵权赔偿制度的建构与国家公共政策的实施齐头并进，方可实现药品安全，切实保障糖尿病新药受试者基本利益，维护社会稳定。

### （四）关于糖尿病药物临床试验受试者的补偿的对策

我国《药物临床试验质量管理规范》对受试者的补偿方面作了以下规定。"受试者因参加临床试验而受到损害甚至发生死亡时，给予的治疗和/或保险措施"［第十二条（四）］。"如发生与试验相关的损害时，受试者可以获得治疗和相应的补偿"［第十四条（五）］。"申办者应对参加临床试验的受试者提供保险，对于发生与试验相关的损害或死亡的受试者承担治疗的费用及相应的经济补偿。申办者应向研究者提供法律上与经济上的担保，但由医疗事故所致者除外"（第四十三条）。《涉及人的生物医学研究国际伦理准则》也指出："研究者应该确保：研究受试者如因参与研究而受到伤害时，有权得到对该伤害的免费医疗，并得到经济或其他方面的援助，以公平地补偿对他们造成的损伤/丧失能力或残疾。如果由于参与研究而死亡，他们所抚养的人有权得到赔偿。受试者不得被要求放弃赔偿的权利。"根据相关的法规要求，制定合理补偿措施。在药物临床试验机构内进行临床试验发生不良反应需要救治时，首先应全部减免救治药品及器材收费。同时，根据临床试验中发生不良反应的严重程度，受试者不同类型如健康志愿者或患者进行分级补偿。补偿经费的支付采用现金和减免医疗费用等方式，由受试者自主选择。对因从事临床试验而致受试者发生机体损害的，根据具体情况还可能定期安排免费健康体检和疗养。由于我国目前还没有设立相应风险基金和意外保险，根据受试者提出的合理要求，依照双方达成的协议由临床试验申办者负责补偿。

总之，现代生命科技的加速发展与社会伦理价值体系之间的矛盾，往往使生命科技与伦理道德之间的互动，陷入一种两难的伦理困境。在糖尿病健康教育过程中，涉及糖尿病药物临床试验时，严格遵循伦理督导、知情同意维护患者的利益、科学性等相关医学伦理学要求。把受试者或患者当作人看待，而不是试验品；不是见病不治，见死不救，丢开有效药物做临床试验，而是为治病救人而开发新的药物，为更多的人康复而努力；试验设计符合科学原则，既考虑患者今天利益，也想到将来，这样，才能保证临床糖尿病药物药理学健康地向前发展，使中国糖尿病新药的研制和开发早日赶上世界先进水平。

## 第七节　政府在糖尿病健康教育中作用的伦理学研究

### 一、我国糖尿病健康教育的现状

糖尿病健康教育可以预防或延缓糖尿病及并发症的发生发展，促进糖尿病患者健康和提高生活质量。我国糖尿病教育与发达国家相比尚存在一定的差距：①糖尿病教员职责不明，患者的权利和隐私不能得到尊重。②糖尿病教员没有标准的准入制度。③缺乏真正意义上的糖尿病教育团队。④我国糖尿病教育内容尚缺乏系统性、连贯性和重复性，应由医生、护士、营养师等专业人员组成的糖尿病教育小组多不够健全，不能满足患者对糖尿病教育的需求。我国糖尿病专科护士严重缺乏。⑤糖尿病健康教育项目没有权威机构的认证。⑥健康教育与健康管理的脱节，糖尿病教育的组织、管理力量较薄弱，这些因素在一定程度上制约了糖尿病教育的发展。⑦对糖尿病教育的卫生经济学缺乏研究。根据国内外糖尿病流行病学研究结果，在未来若干年内糖尿病的患病率将会持续快速增长。因此，在加强糖尿病及其并发症防治研究的同时，必须加强对糖尿病卫生经济学的研究。

### 二、糖尿病健康教育在糖尿病治疗过程中发挥作用是生命伦理学历史的责任

健康教育与健康促进工作具有普惠性和公平性，是贯彻"预防为主"

卫生工作方针的重要手段，在疾病预防控制和公共卫生工作中发挥着非常重要和不可或缺的作用。随着我国人口的老龄化及生活方式的改变，糖尿病及并发症已成为继肿瘤、心血管疾病之后第三大严重威胁人类健康的慢性非传染性疾病，糖尿病的患病率逐年上升，并且正处于快速增长期，面对这些新问题和新挑战，需要特别强调公民健康意识的提升和主动参与。投入资源开展糖尿病健康教育与高危行为干预，改善公众的工作生活环境等，是十分紧迫的任务。加强糖尿病健康教育与健康促进工作，可以提高公众的健康意识和技能，防患于未然，是公认的解决糖尿病最经济、最有效的手段。《黄帝内经》云："圣人不治已病治未病。"这提醒我们，卫生工作的思想观念要前移，从以疾病为主导向以健康为主导转变，重预防、重保健、治未病，使人们逐渐形成维护、促进健康，不得病或少得病的意识和观念。而要做到这些，必须靠卫生部门加快发展健康教育与健康促进，这也是我国卫生事业科学发展的战略选择。健康教育与健康促进工作是我国卫生工作的重要组成部分。2009 年发布的《中共中央 国务院关于深化医药卫生体制改革的意见》（中发〔2009〕6 号）中，把健康教育和健康促进作为全面加强公共卫生服务体系建设的重要组成部分之一，并规定："加强健康促进与教育，医疗卫生机构及机关、学校、社区、企业等要大力开展健康教育，充分利用各种媒体，加强健康、医药卫生知识的传播，倡导健康文明的生活方式，促进公众合理营养，提高群众的健康意识和自我保健能力。"近年来，在各级政府、有关部门和广大卫生工作者的共同努力下，卫生部门坚持以提高全民健康水平为宗旨，坚持以加强城乡基层卫生工作为重点，开展了大量健康教育工作和新的尝试。但在看到这些成绩的同时，我们还应该清醒地看到糖尿病健康教育与健康促进工作面临的困难和挑战。例如，群众缺乏更方便、更快捷获取权威糖尿病健康信息的途径，糖尿病健康教育方式如何适应当前媒体传播的新情况和新形势，健康传播活动缺乏必要的投入和高素质人才，卫生新闻宣传工作与健康教育工作如何有机结合，卫生部门、大众传媒和学术研究机构之间如何加强合作等。这些问题需要我们进一步拓展糖尿病健康教育与健康促进工作领域，加强系统建设，提高队伍素质，创新工作机制，不断提高工作水平与能力。在我国，生命伦理学研究刚刚起步，如何用生命伦理学原则以及最新理论成果指导糖尿病健康教育实践成为当前许多学者关注的问题。

目前，针对糖尿病的治疗方法多种多样，在糖尿病治疗过程中产生了有关的伦理问题，这也使从生命伦理视角探讨糖尿病治疗的有效方法——糖尿病健康教育及保健成为必需。总之，糖尿病健康教育在糖尿病治疗过程中发挥作用是生命伦理学历史的责任。

### 三、政府在糖尿病健康教育过程中发挥作用是生命伦理学的要求

从政府权力的来源来看，政府是运用所掌握的权力而行为的，所以政府的伦理责任是权力行为的伦理责任。社会契约论者认为，政府权力的产生是公民与政府之间契约的结果，其目的是维护全体公民的公共利益，因此，政府权力行为必须服从这个目的，为公民之公共利益负责。公民有服从政府公共权力管理的义务；同时公民有被保护公共利益的权利，有监督和制约公共权力的权利。显然，政府的伦理责任是从它产生之日起就是注定必须担当的。政府在医疗卫生领域的作用，可以说是越来越大。

从政府责任的构成来看，政府责任是客观责任和道德责任的统一。从广义的角度来看，行政责任指政府行政机关及其公职人员对国家所承担的职责和义务，即国家法律所规定的应由行政机关及其公职人员所履行的社会责任。与外部强加的义务规定相对的责任形式就是主观责任。客观责任形式有岗位责任、法律责任和政治责任等，它以强制力量的形式明确规定了政府及其行政人员的权利和义务关系，以强制手段约束行政行为，规定行政人员该做什么、不该做什么。如果责任不是转化为个人的信念，人就自然而然地尽一切可能来回避责任。一个政府行政人员，如果没有建立起维护公共健康利益的信念，也就不会承担起维护公共健康利益的责任。政府需要制定卫生法律和法规，而且要严格地执行。所以说，基于糖尿病医疗卫生市场的这么多特殊性，政府的干预，或者在一定程度上说，政府的主导作用是非常重要的。因此，对于公共行政来说，客观责任只是一种被动的责任形式，而伦理责任才是主动的责任形式。伦理责任不仅是客观责任的补充，而且是对客观责任的提升。政府在糖尿病健康教育过程中充分发挥作用，这正是生命伦理学的要求。

综上所述，在糖尿病健康教育过程中，无论是老年糖尿病、青少年糖尿病及妊娠糖尿病、网络糖尿病健康教育、糖尿病健康教育中药物临床试

验都牵涉到单位、个人经济效益问题，涉及糖尿病患者权利伦理，社会责任伦理及个人责任伦理问题。医务工作者及伦理学、社会学、法学各界专家学者应学会如何平衡临床伦理抉择间的矛盾，探寻对策。

当今人们对健康的要求愈来愈高，糖尿病保健意识也越来越强，改善医患关系，需要同时从两方面入手。从医院管理体制上说，要解决医院的行政化管理体制与商业化经营倾向。为此，需要探讨某种社会化的医院管理模式和资金供应模式。同时，至关重要的是重建医护人员的职业伦理，让医护人员面对生命，自然地有一种敬畏和尊重。为此，需要强化医生、护士的自治活动。只有通过自治的医护人员共同体内部的道德奖惩和知识激励机制，才能让医护人员培养出一定程度的医学职业伦理。所以医务工作者在从事健康教育工作时不应再盲从，而应有一定的理性思考，即作为糖尿病健康教育者起码要了解健康道德的要求和健康教育者及健康教育接受者应遵循的道德要求，明确各自的道德规范，才能成为自觉的行动者，从各个层面理解和掌握糖尿病健康教育的伦理学的现实意义。

# 参考文献

［1］ Daniel Wikler，冯超，王延光．在第三次国际生命伦理学会议上的主题报告——生命伦理学家和社会责任[J]．医学与哲学，1997，8（1）：546-549.

［2］ 戴霞，姚冬芳，罗艳霞．多媒体技术在糖尿病教育中的应用[J]．广西医科大学学报，2005，22（3）：484-485.

［3］ Świątoniowska N，Sarzyńska K，Szymańska-Chabowska A，et al. The role of education in type 2 diabetes treatment[J]. Diabetes Res Clin Pract，2019，151：237-246.

［4］ 托马斯·A·香农．生命伦理学导论[M]．哈尔滨：黑龙江人民出版社，2005：4-12.

［5］ Davis P，Clackson J，et al. Interprofessional continuing health education for diabetic patients in an urban underserved community[J]. Interprof Care，2008，22（1）：51-60.

［6］ 张宇红．老年糖尿病患者健康教育的特殊性[J]．河北医药，2007，27（12）：948.

［7］ 李强翔．新形势下国内疗养院或老年医院的现状问题及对策[J]．中国农村卫生

事业管理，2015；35（8）：956-959.

[8]　李强翔. 糖尿病健康教育中药物临床实验与伦理研究. 时珍国医国药，2011，22（2）：452-455.

[9]　许静，苟建重，董妍. 老年糖尿病患者的健康教育[J]. 实用医药杂志学 2007，24（1）：79-80.

[10]　曹利琴，李敏，黄小丽. 老年糖尿病患者健康教育前后的效果评价[J]. 西北国防医学杂志，2005，26（1）：72-73.

[11]　陈晖. 糖尿病患者的心理误区及护理[J]. 中国医学伦理学，2003，16（4）：34.

[12]　Wysocki T，Harris MA，Buckloh LM，et al. Self-care autonomy and outcomes of intensive therapy or usual care in youth with type 1 diabetes[J]. Pediatr Psychol，2006，31（10）：1036-1045.

[13]　支涤静，沈水仙，罗飞宏，等. 上海地区儿童青少年糖尿病血糖控制及并发症调查[J]. 复旦学报：医学版，2004，31（1）：84-92.

[14]　Soltész G. Diabetes in the young：a paediatric and epidemiological perspective [J]. Diabetologia，2003，46（4）：447-454.

[15]　李强翔. 青少年糖尿病健康教育的伦理学问题探析[J]. 中国全科医学，2010；13（4C）：1367-1368.

[16]　乐杰. 妇产科学[M]. 6 版. 北京：人民卫生出版社，2004.

[17]　罗红，朱红艳，龚建，等. 糖尿病患者运动行为的干预策略与效果评价[J]. 中国实用护理杂志，2007，23（6A）：12-13.

[18]　曾淑兰，邹丹，唐艳颜，等. 妊娠期糖尿病孕妇健康教育的效果分析[J]. 现代临床护理，2008，7（4）：56-59.

[19]　张丽，刘银芳，李越美. 护理干预对糖尿病患者负性情绪的影响[J]. 中国实用护理杂志，2006，22（10）：11.

[20]　张莹. 妇科癌症患者健康教育评价与护理对策[J]. 国际护理杂志，2007，26（5）：545-547.

[21]　姜雅秋，单忠艳. 妊娠糖尿病诊治要点[J]. 中国实用内科杂志，2012，32（3）：185-187.

[22]　颜士薇. 循证护理联合个体化营养指导对妊娠期糖尿病孕妇的干预效果观察[J]. 医学理论与实践，2020，33（2）：326-327.

[23]　范丽凤，栾秀香，郑亚光，等. 个体化饮食教育对糖尿病患者的干预效应[J]. 中国糖尿病杂志，2006，14（2）：33-34.

[24]　李强翔. 开展网络糖尿病健康教育的伦理学问题思考[J]. 中国全科医学，

2010，13（15）：1722-1724.

[25] 李兵晖，张方华，张超，等. 不同教育模式对糖尿病患者血糖的影响[J]. 齐鲁护理杂志，2013，19（17）：26-27.

[26] 张一波. 糖尿病患者的自我血糖监测[J]. 中华护理杂志，2006，41（2）：51-52.

[27] Lee JY, Lee SWH. Telemedicine Cost-Effectiveness for Diabetes Management：A Systematic Review. Diabetes Technol Ther. 2018 Jul；20（7）：492-500.

[28] 唐玲，陈兴宝，陈慧云. 中国城市 2 型糖尿病及其并发症的经济负担[J]. 中国卫生经济，2003，22（12）：21-23.

[29] 张雅雯. 2 型糖尿病患者慢性并发症疾病负担研究 [D]. 天津：天津大学，2020.

[30] 李兴，陈吉生，关向东. 药物临床试验机构 SOP 的建立、管理及其意义[J]. 现代食品与药品杂志，2006，16（5）：46-47.

[31] Onora O'Neill. 知情同意：从纽伦堡到赫尔辛基[J]. 医学与哲学：人文社会医学版，2006，27（11）：10-14.

[32] 徐宗良. 我国人体临床试验和研究中有关伦理审查的若干问题[J]. 医学与哲学，2005，26（5）：29.

[33] 焦艳玲，田野. 论我国药品不良反应救济制度的构建[J]. 医学与哲学，2005，2（6）：42-43.

[34] 王臻. 透视糖尿病医保迷局[J]. 糖尿病之友，2008，6：8-10.

[35] 常向云，范玲，孙侃. 糖尿病的治疗现状与糖尿病教育医学与哲学（临床决策论坛版）[J]. 2006，27（3）：16-18.

[36] MN Kamel Boulos, FE Harvey, AV Roudsari, et al. A proposed semantic framework for diabetes education content management，customization and delivery within the M2DM project[J]. Computer Methods and Programs in Biomedicine，2006，83（12）：188-197. Chinese.

[37] 张彩云，樊利和. 糖尿病教育的效果评价[J]. 职业与健康，2007，23（13）：11-19.

[38] Teruko Kawaguchi. Certified diabetes expert nurse and nurse educators in Japan[J]. Diabetes Research and Clinical Practice，2007，77（1）：205-207.

[39] 王梦婕，李雅嘉，李强翔，等. 推动大数据背景下精细化医养结合养老模式的研究[J]. 中国老年学，2018；38（15）：3804-3807.